AMIENA ZYLLA | ANNA CAVELIUS

YOGA FÜR EINEN FLACHEN BAUCH

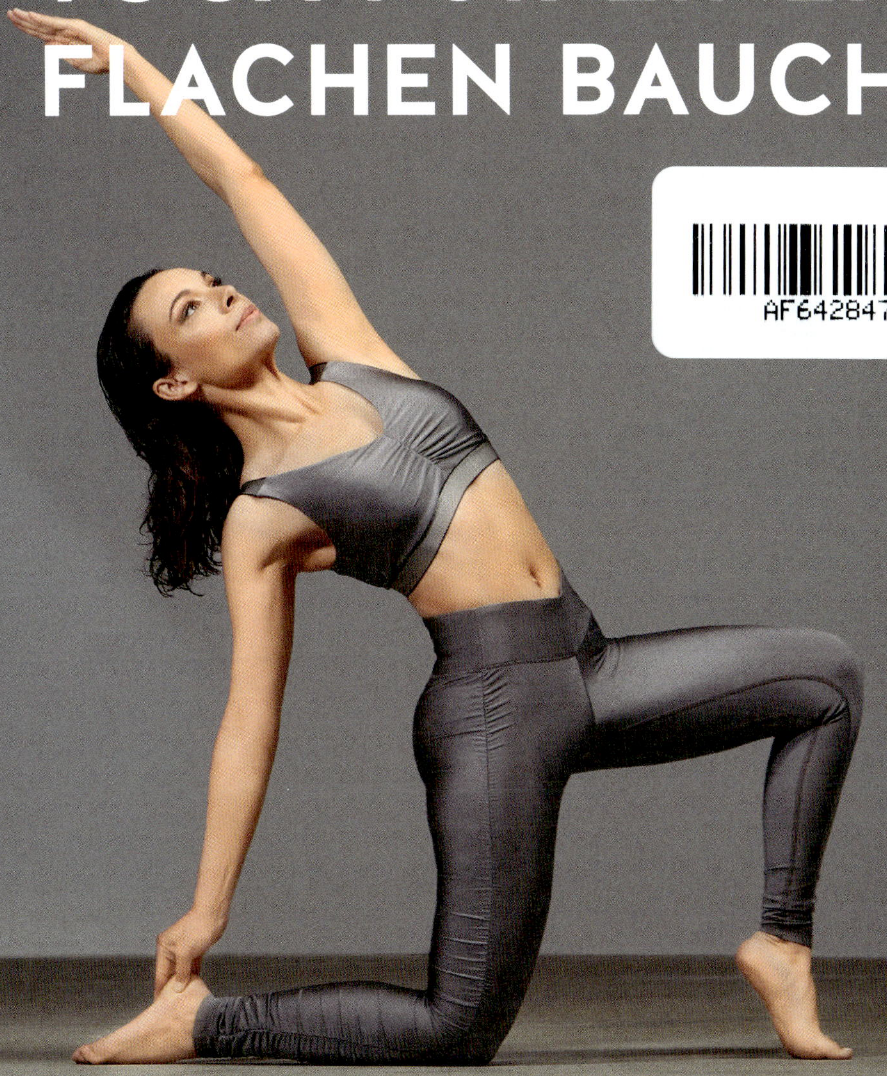

THEORIE

PRAXIS

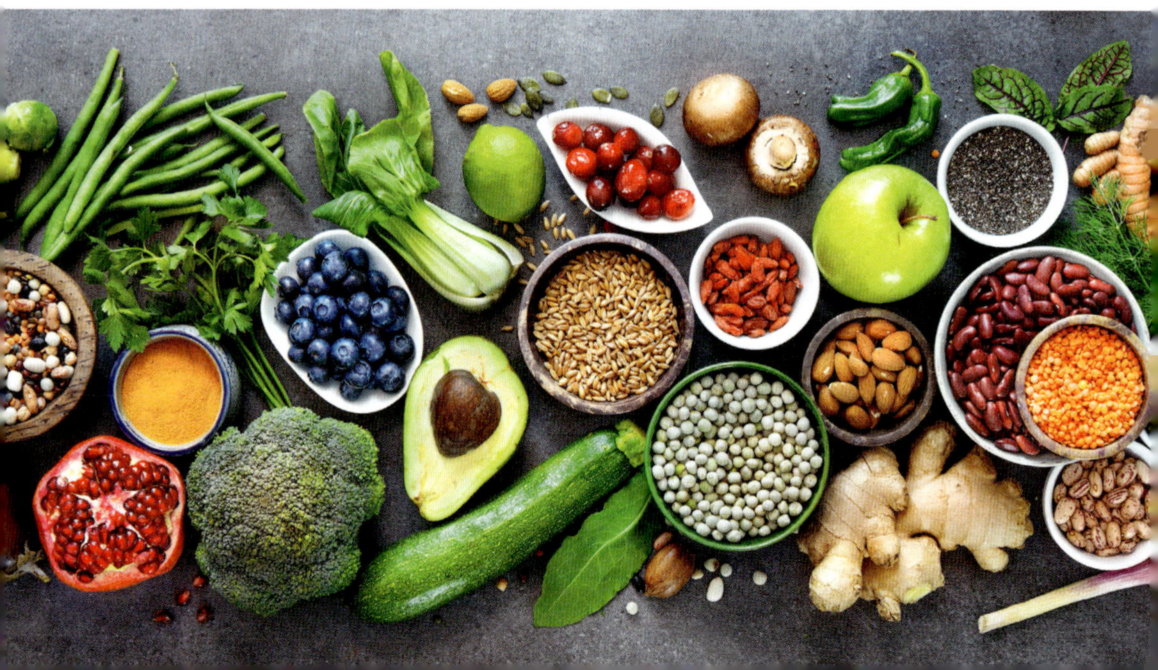

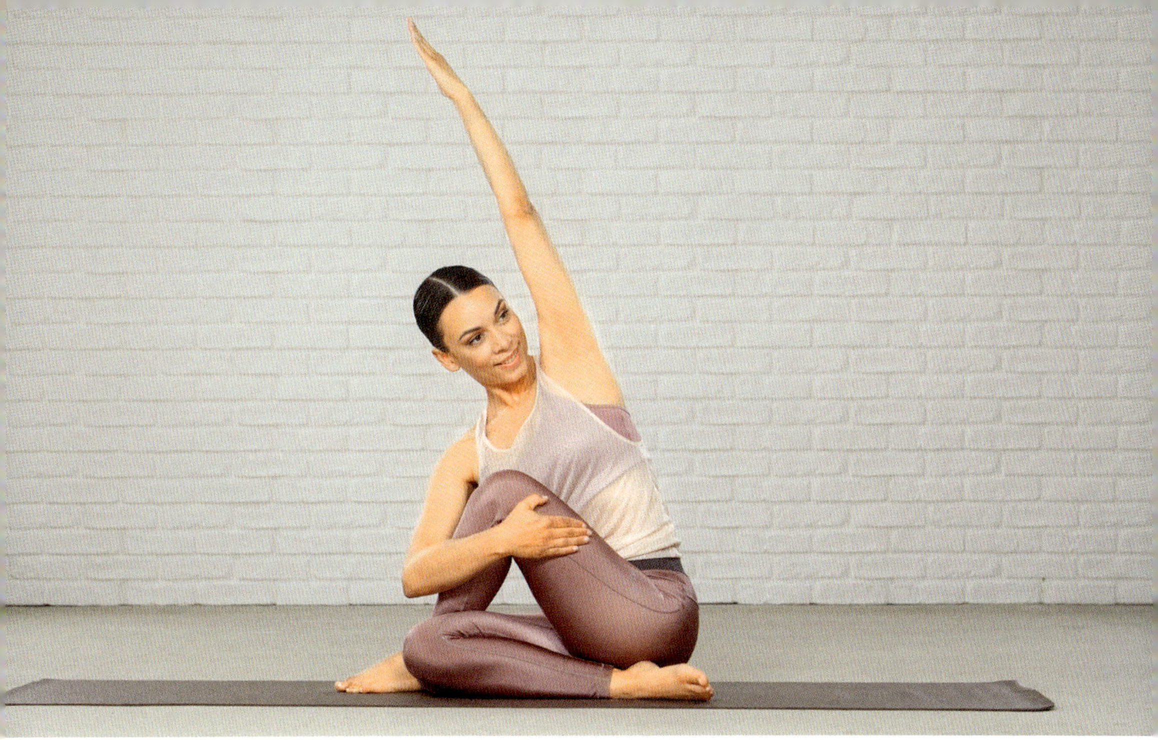

SERVICE

Die Kombination aus einem Low-Carb-Ernährungsprogramm und Yoga ist der effiziente Weg, um krank machendes Bauchfett einzuschmelzen. Mit meinen Yogaprogrammen regst du den Stoffwechsel im Bauch an, wirst beweglicher und straffer.

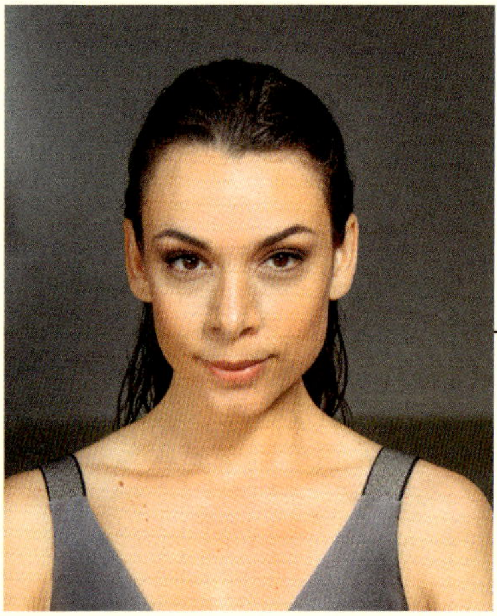

Amiena Zylla

stammt aus einer Künstlerfamilie. Die in den USA, Deutschland und Südafrika ausgebildete Tänzerin, Tanz-, Sport- und Bewegungspädagogin, Yoga- und Pilateslehrerin bildet Lehrer aus (zertifiziert von der *Yoga Alliance)* sowie in dem von ihr entwickelten Faszien-Yoga. Amienas Credo ist es, den Menschen, die zu ihr finden, ein Gefühl von Freiheit auf der Yogamatte zu vermitteln.

Ihren charmanten und spielerischen Unterrichtsstil kannst du in ihren Kursen erleben (www.amienaswerkstatt.de/www.facebook.com/amienaswerkstatt). Oder du übst mit ihren Trainingsvideos auf www.youtube.com/amienzylla. Folge Amiena auf www.instagram.com/amienaswerkstatt.

BAUCHFREI = GESUND

Auf den nächsten Seiten wirst du kein Plädoyer für Dünnsein finden, sondern erfahren, wie du auf sanfte und wirksame Weise überflüssiges Bauchfett loswerden kannst und gesunde Körpermaße erreichst.
Denn ein zu dicker Bauch schwächt nicht nur das Selbstwertgefühl – außer man ist bekennendes Curvymodel (aber aufgepasst, die XXL-Mädels halten sich auch alle in Form!). Er ist auch ein großes Risiko für deine Gesundheit. Denn Bauchfett lagert sich um deine inneren Organe an und wirkt von hier aus wie eine eigene Hormonfabrik. Allerdings wie eine, die auf vor allem giftige Emissionen spezialisiert ist. Hier entstehen Entzündungsstoffe und andere Krankmacher, die auf lange Sicht alle Organe schädigen.

Um Bauchfett wieder loszuwerden, hat sich Yoga in Kombination mit Atemübungen und Meditation als eine der sichersten und nachhaltigsten Methoden erwiesen, wie eine Studie an der bekannten Klinik für Naturheilkunde und Integrative Medizin in Essen gezeigt hat.

Für dieses Buch haben wir deshalb Empfehlungen zu einer Ernährungsumstellung zusammengestellt, alle auf Basis neuester ernährungsmedizinischer und -psychologischer Erkenntnisse. Kombiniert werden diese mit sechs aufeinander aufbauenden Yogaprogrammen, die speziell auf den Stoffwechsel im Bauch zugeschnitten sind. Alle Kernelemente und Asanas wurden auch von den Teilnehmerinnen der Essener Yogastudie eingesetzt. Alle Programme, Flows und Entspannungsübungen in diesem Buch hat Amiena für dich entwickelt und getestet.

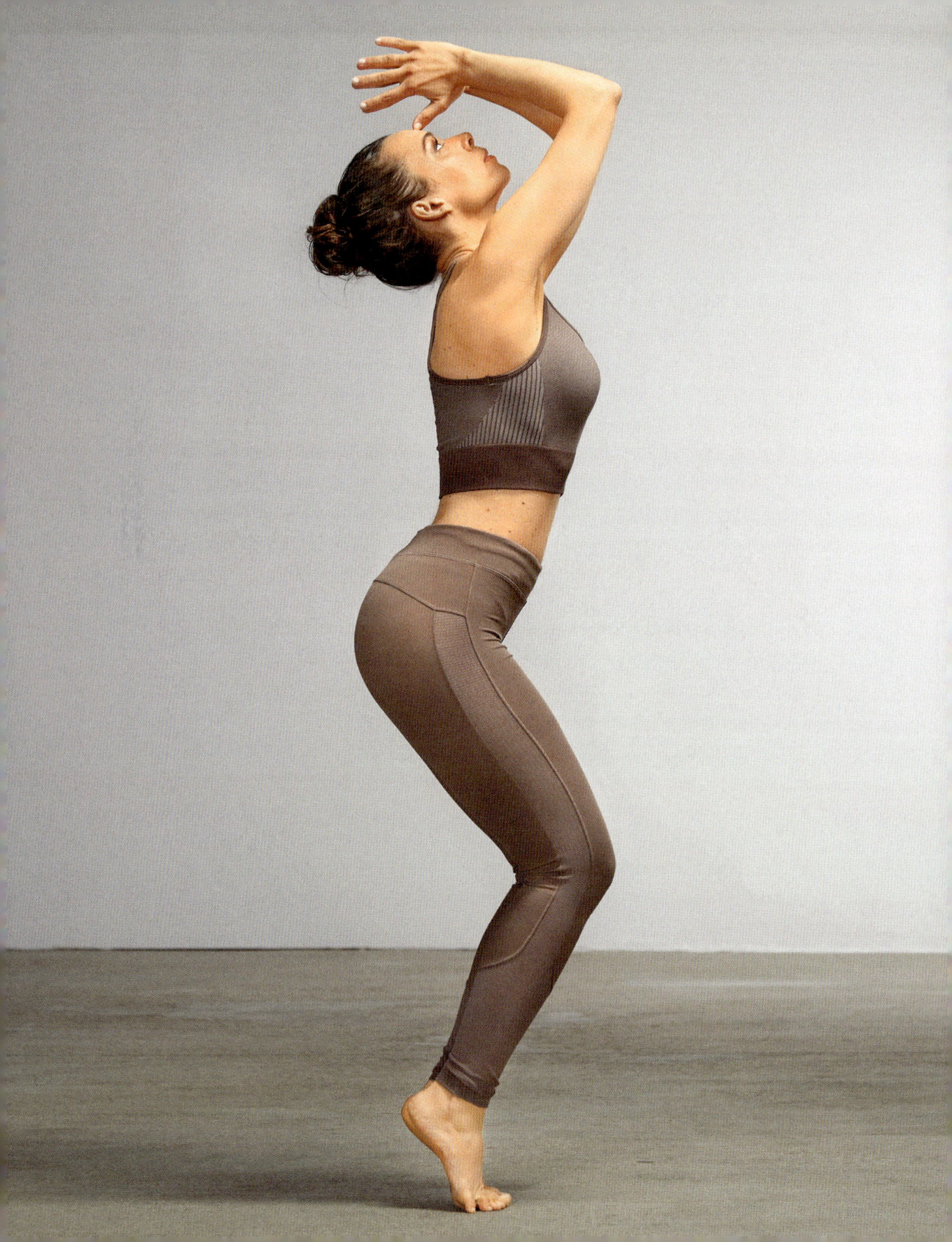

DER »PERFEKTE« BAUCH

Eine straffe Körpermitte lässt dich gut und stabil dastehen, weil sie deinen Rücken stützt. Sie macht, dass deine Lieblingsklamotten gut sitzen – und: Sie schützt deine Gesundheit, denn Bauchfett ist erwiesenermaßen ein Risikofaktor für viele chronische Erkrankungen.

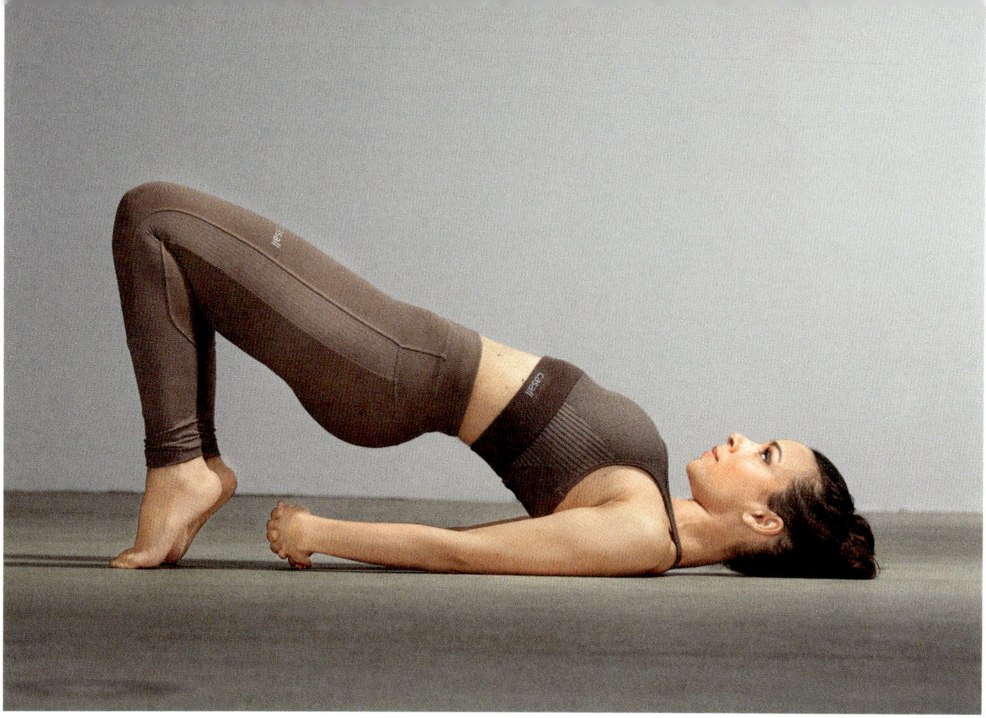

DEIN BAUCH IST SCHÖN!

Diesen Ratgeber habe ich zusammen mit Anna geschrieben, damit du dich wieder wohlfühlst und Fettreserven am Bauch auf gesunde und nachhaltige Weise loswerden kannst, die da nicht hingehören, weil sie dich krank machen können. Wie du das mithilfe des Yoga- und Ernährungsprogramms und ein bisschen Disziplin und Regelmäßigkeit schaffen kannst, zeige ich dir auf den nächsten Seiten. Was ich auf keinen Fall will, ist, dass du einen Bauch – oder besser einen Körper – anstrebst, der sich gut auf Instagram, Facebook & Co. macht.

Ich beschäftige mich seit Jahren mit Körperbildern und wie Bewegung die eigene Körperwahrnehmung beeinflusst. Es gibt zahlreiche Bewegungsformen, die guttun, und das ist auch gut so, weil wir alle unterschiedlich sind und auch verschiedene Bedürfnisse in Sachen Bewegung haben: Sie soll uns vielleicht ausdauernder machen, dann sind Walking, Laufen oder Schwimmen eine feine Sache. Dann soll uns Bewegung kräftiger machen, beweglicher, uns vor Verletzungen schützen und sie soll uns dabei helfen, dass wir ein gesundes Gewicht erreichen und halten können.

Die Betonung liegt hierbei auf gesund. Yoga hat sich als Unterstützung zur Gewichtsabnahme als besonders effizient erwiesen.

MIT YOGA ZU MEHR LEICHTIGKEIT IM LEBEN

An der Klinik für Naturheilkunde und Integrative Medizin in Essen wurde vor einigen Jahren eine Yogastudie konzipiert. Ziel war es, zu zeigen, wie die Bewegungsform vor allem bei einem bauchbetonten Übergewicht wirkt, das gesundheitlich auf Dauer sehr riskant ist. Das Ergebnis war eindeutig. Eine der Kernaussagen der Studie lautete: Yoga kann uneingeschränkt zur Gewichtsabnahme am Bauch empfohlen werden!

Warum ist das so? Yoga wirkt auf verschiedenen Ebenen, das erlebe ich tagtäglich im Studio. Es verbessert bei regelmäßigem Üben – im Rahmen der medizinischen Untersuchung übten die Teilnehmerinnen zweimal wöchentlich 90 Minuten:

- die Lebensqualität
- das Selbstwertgefühl
- das subjektive Stressempfinden
- das Körperbewusstsein

Bestätigt wurden diese Ergebnisse übrigens durch eine weitere, im August 2018 in der Fachzeitschrift *Frontiers in Endocrinology* publizierte indische Studie.

Was ich an Yoga liebe, ist, dass er mein Leben und hoffentlich auch deines besser macht, ohne dass du ständig deine Selbstoptimierung im Blick hast. Denn Yoga hat dich immer als ganzen Menschen im Blick, mit deinem Körper, deinen Gedanken und deinen Gefühlen. Und das macht diese Bewegungsform unter anderem so wirksam. Das Üben schafft mit der Zeit dort ein Gleichgewicht, wo ein Ungleichgewicht entstanden ist.

LIEBE DEINEN BAUCH!

Deshalb will ich dich, bevor es richtig losgeht, dazu motivieren, deinen Körper und insbesondere deinen Bauch nicht als Feind, sondern als Freund zu betrachten. Egal, wie dick, mitteldick oder fast schlank er gerade ist. Dein Bauch ist ein Teil von dir, in seinem Inneren befinden sich lebenswichtige Organe, er ist dein Schatz.

Ich will dich mit meinem Ernährungs- und Yogaprogramm so gut wie möglich dabei unterstützen, dass du zu deinem Wohlfühlbauch findest, ohne irgendwelche seltsamen Figurideale anzustreben, wie sie uns in den sozialen Medien und vielen Mode- oder Promimagazinen vorgemacht werden. Oft sind die

Frauen, die sich hier präsentieren, nicht gesund, haben vielleicht eine Essstörung in Richtung superdünn und sind extrem auf ihren Körper fixiert.

Das Ziel: (d)ein Wohlfühlbauch

Unter Wohlfühlbauch verstehe ich ein Körpergefühl, das es einem ermöglicht, nach seinem Bauchgefühl zu leben. Das heißt,

- dass ich esse und trinke, wenn ich Hunger oder Durst habe und nicht, wenn ich gestresst bin oder mir langweilig ist,
- dass ich jeden Tag auf eine gute Balance zwischen Aktion und Entspannung achte, denn zu viel Stress kann nachweislich dick machen, außerdem gilt die negative Form als Risikofaktor für verschiedene Erkrankungen, und das oft in Kombination mit zu viel Gewicht (**siehe Seite 31**); zu wenig positiver Stress dagegen macht frustriert, weil man kein lebendiges Leben führen kann,
- dass ich meinen Körper achte und damit mich selbst, ihn aber nicht in den Mittelpunkt meines Lebens stelle.

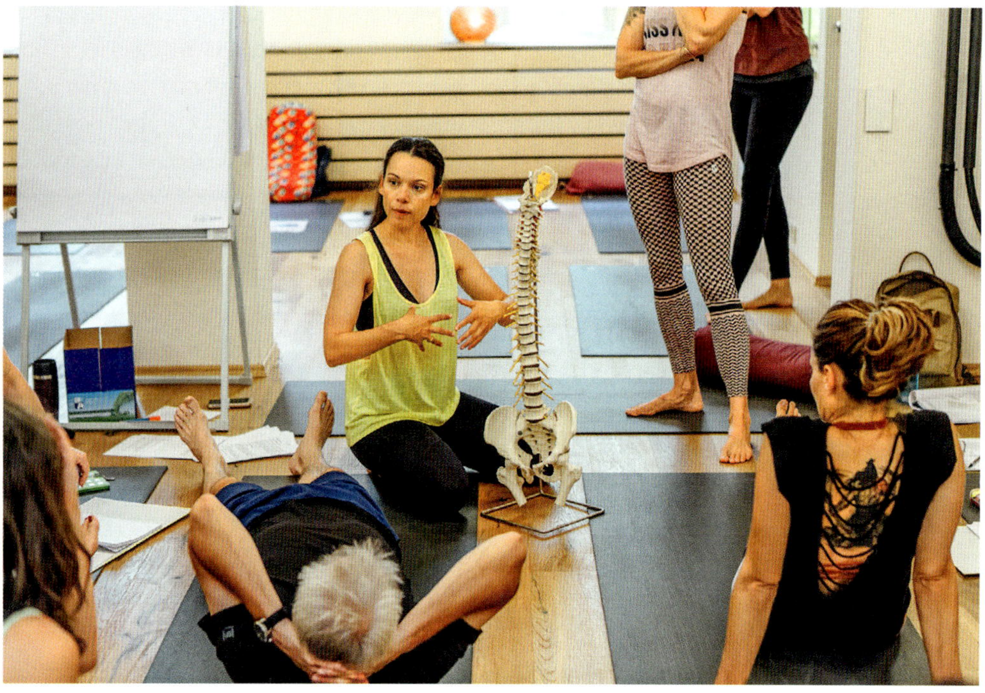

Yoga kannst du alleine üben, wann und wie es dir gefällt oder in der Gruppe zu festen Zeiten und mit einer Lehrerin.

Ciao, Selbstzweifel!

Was ich nicht für dich möchte, sind Selbstzweifel, die dich überkommen, wenn du die nächste Zeitschrift aufschlägst und eine Frau mit einem perfekten After-Baby-Body zwei Wochen nach der Geburt siehst oder wenn dir auf Instagram das tolle neue Sixpack von irgendeiner Influencerin präsentiert wird. Schon ist das vielleicht vorher vorhandene vertraute und wohlige Gefühl für sich selbst verschwunden und »Madame Unsicherheit« hält dir den Spiegel vor. Verzweifelt sucht man dann in derselben Zeitschrift oder im großen weltweiten Netz nach dem besten Weg zu einem flachen Bauch. Prompt fallen einem die ersten verlockenden Vorschläge in den Schoß. Ganz schnell geht es mit bestimmten Präparaten oder konzertierten Hungerkuren. Das ist auch nicht gelogen, denn wenn ich beispielsweise jeden Tag nur verflüssigtes Eiweißpulver in mich hineingieße oder zwei Wochen nur von Wasser und Kräutertee lebe, klar nehme ich dann ab.
Das böse Erwachen folgt dann aber beim Blick in den Spiegel, wenn man sieht, dass man überall abgenommen hat, der Bauch oder das Bäuchlein aber immer noch vorsteht. Aus lauter Frust beginnt man wieder ein bisschen zu essen und dann meldet sich »Mr. Jojo« und sorgt dafür, dass man mit jedem Häppchen mehr zulegt als je zuvor. Deshalb: Hab dich lieb, so wie du bist und frag dich nur: »Mit wie viel Bauch fühle ich mich denn wohler?« Denn du allein bist der- oder diejenige, der oder die das bestimmt. Und dann kann dir Yoga dabei helfen, deinen Weg zu deinem Wohlfühlbauch zu finden. Denn mit jedem Üben entscheidest du dich für mehr positive Erfahrungen – ganz aus dem Bauch heraus.

BIKINI BRIDGE-WAHNSINN

Ein fataler Magerfigurtrend trägt den Namen Bikini Bridge und geht so: Man hungere sich so dünn, bis die beiden Beckenknochen stark hervorstehen, wenn frau ihren Bikini anhat. Bei der optimalen Bikini Bridge sollte das Höschen möglichst darüber spannen wie eine Brücke. Wer den größten Zwischenraum zwischen Unterbauch und Höschen erreicht hat, hat gewonnen.

MEIN BAUCH UND ICH

Meine Problemzone war nie wirklich der Bauch, bei mir waren es eher immer die Beine und der Po, was im Grunde genommen das Gleiche in Grün ist. Nur, dass die Fettverteilung aus medizinischer Sicht weniger gesundheitlich riskant ist wie die am Bauch. Letztlich ist diese Art der Fettverteilung im Körper genetisch bedingt. Die gute Nachricht ist: Im Gegensatz zu dem Speck an Oberschenkeln und Po lassen sich die Rollen und Röllchen am Bauch viel schneller mobilisieren und damit abbauen. Das geht in jedem Alter und auch wenn du noch nie zuvor gerne Sport gemacht hast.

Bauchveränderungen

Trotzdem ist es ein Fakt, dass sich der Bauch im Lauf eines Frauenlebens verändert – und das hat nicht immer etwas mit der Ernährung und der Bewegung zu tun. Bis Anfang dreißig etwa war mein Bauch zum Beispiel immer ganz gut trainiert, und wenn ich mal nichts getan habe und ein paar Kilos mehr auf den Rippen hatte, blieb auch meine Mitte dennoch meistens relativ flach. Mit der Zeit merkte ich jedoch, dass sich etwas veränderte und mein Bauch nicht mehr so mitspielte wie früher. Gerade nach bestimmten Mahlzeiten wollte er oft nicht verschwinden. Mit Ende dreißig wurde es noch drastischer, die Pfunde kamen schneller als gewollt und blieben. Längere Bewegungspausen gingen gar nicht. Versteh mich hier nicht falsch, ich empfand mich nicht als zu dick, aber jede/r von uns hat einfach ihren/seinen Wohlfühlkörper und das ist bei jeder/m ein bisschen anders. Während die einen sich zehn oder 15 Kilos weniger wünschen, sind es bei anderen vielleicht nur ein bis drei.

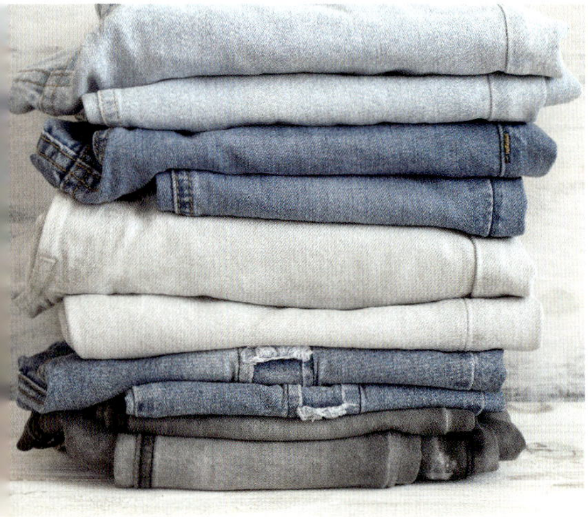

Der Körper verändert sich: noch deutlicher als die Bauchmessung macht es der Jeansgrößenvergleich …

Im Dicker-Bauch-Simulator

Als ich dann schwanger wurde, war mein erster freudiger Gedanke, dass ich nun einen Bauch haben und ihn begeistert vor mir herschieben würde, ohne mir Gedanken machen zu müssen, ob er jetzt gerade in Form war oder nicht. Es ging jetzt einzig und allein darum, meinem Baby über die nächsten Monate hinweg ein gutes, wohliges, gesundes Heim zu bieten. Abgesehen davon, dass mich leider während der ganzen Schwangerschaft eine Übelkeit begleitete, fand ich meinen Bauch toll und war ganz stolz auf ihn. Gleichzeitig merkte ich, wie schwer es war, mich auf mein Bauchgefühl zu verlassen. Unsicherheit und Beeinflussbarkeit waren plötzlich stärker vorhanden denn je. Schließlich teilte ich ja nun meinen Körper und dieser Bauch gehörte irgendwie zu mir und auch wieder nicht. Ich ließ mich schnell verunsichern, wenn ein Tag in der Schwangerschaft mal nicht so lief, wie es in den Büchern geschrieben stand.

Jeden Tag aufs Neue stellte ich fest, wie sehr ich gegen mein Vernunftdenken ankämpfen musste, um einfach nur meiner inneren Stimme zu folgen. Und die befindet sich ja bekanntlich im Bauch. Es war wie eine tägliche Aufgabe, die ich meistern sollte, um mein Gefühl für mich und meine Bedürfnisse nicht zu verlieren.
Als mein Bauch dann immer größer wurde und alltägliche Bewegungsabläufe beschwerlicher wurden, wie etwa das Schuhezubinden, da kam mir immer wieder ein Gedanke: Wie würde es einem wohl gehen, wenn man immer mit einem großen Bauch leben würde und er einem im Alltag ständig im Weg wäre? Ich sehnte mich wieder nach mehr Bewegungsfreiheit und danach, leichter zu sein.

Meine kleine Bauch-weg-Geschichte

Insofern ist eine Schwangerschaft natürlich nur ein Testballon, da das Baby ja eines Tages auf die Welt kommt. Etwas anderes ist es mit Sicherheit, wenn sich ein Bauch erst nach und nach einstellt und man ihn nicht so einfach loswird. Dafür gibt es verschiedene Gründe (**siehe hierzu auch Seite 28 ff.**), die nicht alle etwas mit einem Mangel an Selbstdisziplin beim Essen und Trinken zu tun haben. Apropos, auch nach einer Schwangerschaft dauert es natürlich, bis der Bauch einem wieder selbst gehört …
Auf der körperlichen Ebene waren nach der Geburt meines über alles geliebten Babys meine Gefühle meinem Bauch gegenüber sehr gemischt. Einerseits empfand ich diesen weichen Bauch, jetzt ein Wackelpudding mit Hohlraum, als lustig und merkwürdig und knetete ihn gerne, ganz verwundert darüber, was mein Körper doch alles konnte. Auf der anderen Seite dachte ich mir: Hoffentlich bleibt das nicht so.
Übrigens fing ich an, dieses Buch zu schreiben, als meine Kleine drei Monate alt war. Zu dem Zeitpunkt war mein gerader Bauchmuskel schon wieder gut zusammengewachsen, nur etwas Wabbel war noch da. Da ich wusste, dass ich für ein Shooting und einen Dreh wieder fit werden musste – denn das ist mein Beruf – nahm ich mein Training wieder auf. Aber mir war es sehr wichtig, dass ich es auf eine achtsame Weise mache. Ich wollte meinen Körper nicht hetzen, denn wegen meiner Übelkeit hatte ich kein Yoga – nichts – gemacht. Und mir war klar, dass mein Körper mit etwas über 40 keine Wunder vollbringen würde. Aber allein schon, dass ich jeden zweiten Tag nur ein bisschen Yoga machte, half. Ich merkte, wie mein Bauch straffer wurde, und das war für mich die Motivation, dass es geht, wenn man nur dranbleibt und vor allem auf Yoga als Bewegungsform setzt. Wichtig war mir, dass ich zu einer Wohlfühlform finden konnte. Bis zum Shooting war mir ein bisschen Bauch geblieben, auf den ich stolz war, weil ich ja Mama geworden bin. Und wenn der straffe Bauch durch achtsames Training irgendwann wieder da ist, dann freue ich mich natürlich darüber.

DAS BAUCHGEHIRN

Unser Bauch ist so viel mehr als dick oder dünn. Die meisten Entscheidungen im Leben treffen wir aus dem Bauch heraus. Chef im Ring ist unser Bauchgehirn.

Gesundheit kommt aus dem Bauch. So ähnlich ist es vom Urvater aller Ärzte, Hippokrates von Kos (460–370 v. Chr.), überliefert. Er bezeichnete den Darm als Ort der Gesundheit, Krankheit, aber auch der Heilung. Auch in den traditionellen Heilkunden Chinas und Indiens, die im Gegensatz zu unserer Schulmedizin auf eine jahrtausendealte Tradition zurückblicken, steht die Bauch- und Darmgesundheit bei der Vorbeugung von Krankheiten und der Ermöglichung eines langen, gesunden Lebens im Vordergrund.
Tatsächlich ist der Darm, der bei einem Erwachsenen immerhin acht Meter lang ist und 300 Quadratmeter Fläche umfasst, weit mehr als »nur« ein Verdauungsorgan. Er ist auch dein engster Verbündeter, wenn du überflüssige Pfunde loswerden möchtest.

DARM GESUND, MENSCH GESUND

Dieses allein schon von seiner Größe her beeindruckende Bauchorgan arbeitet eng mit unserer Steuerzentrale im Kopf zusammen. So wird hochintelligent der gesamte Stoffwechsel und damit die Auf- und Abbauprozesse im Körper gesteuert. Schließlich müssen nicht nur Millionen von Nährstoffen aus unserer Nahrung verwertet, sondern auch Unmengen von Giftstoffen unschädlich gemacht werden.
Zu diesem Zweck befinden sich genauso wie im Gehirn auch im Darm Nervenzellen (Neuronen). Da es sich dabei um über 100 Milliarden Nervenzellen mehr, als in Gehirn und Rückenmark zusammen, handelt, nennen ihn Forscher auch das »zweite Gehirn« oder das »Bauchgehirn«.

NAHTSTELLE ZWISCHEN NERVEN- UND ABWEHRSYSTEM

Um den Verdauungsprozess zu unterstützen, sind Helfer unentbehrlich. Etwa zwei Kilo nützliche Bakterien wohnen in unserem Darm, das sogenannte Mikrobiom. Dieses kannst du durch bestimmte Nahrungsmittel stärken, die entweder Prä- oder Probiotika enthalten (zum Beispiel aus Naturjoghurt oder dem Wurzelgemüse Topinambur). Das Ganze funktioniert natürlich auch andersherum. Bestimmte Nahrungsmittel wie etwa zu viel Zucker schaden dem Mikrobiom. Die Folgen zeigen sich dann beispielsweise nicht selten in Hauterkrankungen oder Stimmungsschwankungen. Neben den Darmbak-

terien, die mit dafür sorgen, dass unser Stoffwechsel rundläuft, befinden sich auch 85 Prozent aller Immunzellen im Darm und schützen uns so vor Infektionen und Krankheiten. Damit ist der Darm auch unser größtes Immunorgan und dieses wiederum ist eng verbunden mit unserem Nervensystem.
Denn Neuronen umspannen den gesamten Verdauungstrakt. Dabei ist das Bauchgehirn wie ein Spiegelbild des Kopfhirns, denn Zelltypen, Signalstoffe und die Empfangsstellen an den Zellen sind genau gleich. Das wirkt nicht nur tief in alle Stoffwechselvorgänge hinein. Auch ob du dich gut gelaunt und fit oder schlapp und niedergeschlagen fühlst, wird durch psychoaktive Substanzen aus dem Darm gesteuert. Hier entstehen das Gute-Laune-Hormon Serotonin oder das Belohnungshormon Dopamin sowie mindestens 40 Nervenbotenstoffe. Im Bauch entstehen also Stimmungen: So kann eine traurige, entmutigte, gestresste Psyche hier Krankheiten auslösen, wie etwa Autoimmunprozesse (zum Beispiel eine Hashimoto-Thyreoiditis oder Allergien).

HÖR AUF DICH!

Das Bauchgehirn schickt mehr Information an das Gehirn im Kopf, als es von ihm empfängt. 80 Prozent unserer Ideen kommen aus dem Bauch, die werden im Kopf dann nur noch verarbeitet.
Deshalb ist es für deinen Wohlfühlbauch auch so wichtig, dass du deine Wahrnehmung für ihn schulst. Ab **Seite 106** zeige ich dir ein paar schöne Übungen dazu, denn dein Bauch liebt Atemarbeit und Meditation genauso wie regelmäßige Bewegung und gutes gesundes Essen und Trinken. Denk daran: Jedes deiner Gefühle ist direkter Ausdruck deiner Bauchbefindlichkeiten.
Je stärker du also in deiner Mitte bist, desto besser kannst du die richtigen Entscheidungen für dich treffen. Und das könnte die Entscheidung für das Ernährungs- und Yogaprogramm aus diesem Buch sein ;-)

WER BESTIMMT HIER?

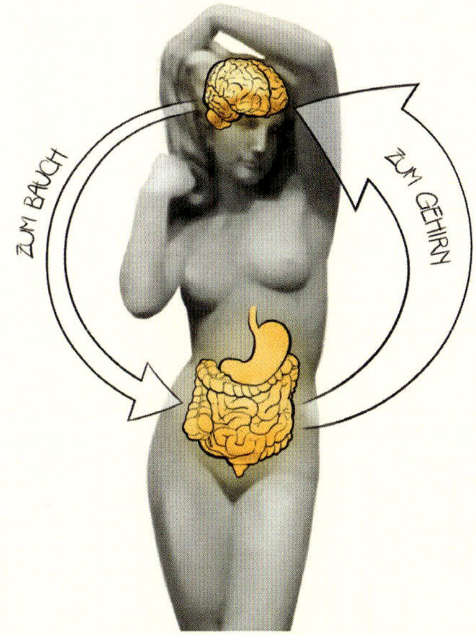

Dein Bauch trifft wesentlich mehr wichtige Entscheidungen, als du vielleicht denkst.

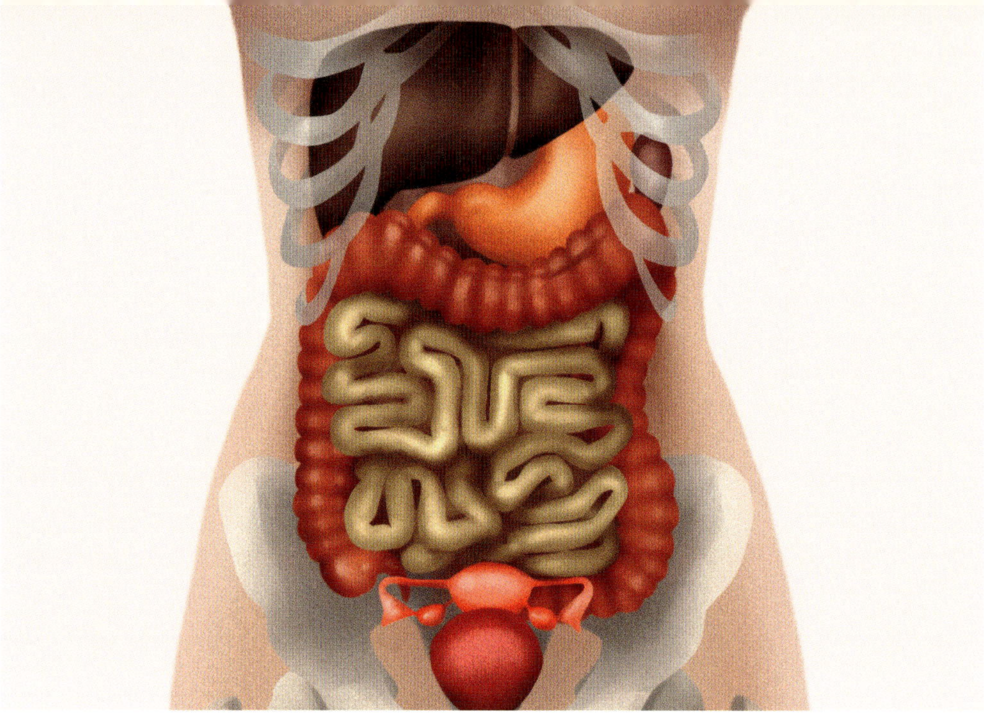

INNENANSICHTEN

Dass dein Bauch ein eigenes Universum ist, zeigt sein vielschichtiger Aufbau, sein gehaltvoller Inhalt in Form fast aller lebenswichtiger Organe und seine Intelligenz. Der Bauch ist nicht nur der Ursprungsort von Gesundheit, er ist gewissermaßen auch wesentlich schlauer als die Steuerzentrale im Kopf.
Außerdem sind in ihm jede Menge Helfer versteckt, die dich dabei unterstützen können, wenn du um deine Mitte herum schlanker werden möchtest.

IN DEINER MITTE

Anatomisch gesehen bezeichnet der Begriff Bauch (lat.: Abdomen) den gesamten vorderen Teil des Rumpfes zwischen Brustkorb und Becken. Nach hinten wird der Bauch von der

Rückenmuskulatur und der Wirbelsäule begrenzt, seitlich und vorn von der Bauchdecke. Umgangssprachlich und mehr oder weniger liebevoll sehen die meisten von uns ihren »Bauch« oder ihr »Bäuchlein« vor allem in vorgelagerten Fettpolstern, die rund um den Nabel verteilt sind.

REGIONALE UNTERSCHIEDE

Man unterteilt den Bauch anatomisch gesehen in verschiedene Regionen:

- Oberhalb des Bauchnabels, eingefasst von den Rippen, befindet sich der Oberbauch.
- Als Mittelbauch bezeichnet man das Gebiet ohne Knochen.
- Unterbauch oder Unterleib werden vom Becken eingefasst.
- Unterteilt man den Bauch entlang der äußeren Seite des geraden Bauchmuskels von oben nach unten, gliedert er sich in der Mitte in die Magen-, die Nabel- und die Schamregion und außen von oben nach unten in die Rippen-, die Außen- sowie die Leistenregion.

WAS SIND EIGENTLICH BAUCHMUSKELN?

Sie sind eher unscheinbar, übernehmen im Körper aber sehr wichtige Aufgaben. Vor allem für unsere Stabilität, eine aufrechte Körperhaltung und die Beweglichkeit des Oberkörpers sind sie unentbehrlich. Außerdem schützen sie unsere inneren Organe und halten sie an ihrer Stelle. Sie sind auch fähig, sich Veränderungen anzupassen, zum Beispiel bei einer größeren Gewichtszunahme. Bauchmuskeln sind paarig angelegte Skelettmuskeln und stellen die Verbindung vom Brustkorb zum Beckenraum her.

Wichtige Stützfunktion

Zusammen mit der Gesäßmuskulatur bilden die Bauchmuskeln ein natürliches Korsett. Als Gegenspieler der Rückenmuskulatur unterstützen sie die Wirbelsäule. Hier können sie diese wichtige Stützfunktion aber nur dann leisten, wenn sie durch Training gut ausgebildet sind. So helfen sie das für »Bauchträger« oft typische Hohlkreuz zu vermeiden und schützen so auch die Bandscheiben und empfindliche Nervenstrukturen.
Das Yogaprogramm wird dir dabei helfen, nach und nach deine gesamte Bauchmuskulatur aufzubauen, sodass deine Haltung wieder stabiler wird und der Bauch weiter nach hinten weicht.

Wer macht hier was?

Gerader Bauchmuskel (*M. rectus abdominalis*): Er ist essenziell für deine aufrechte Haltung und dass du den Rumpf nach vorne, hinten und zu den Seiten bewegen kannst. Der gerade Bauchmuskel ermöglicht dir die Bauchpresse, die Rumpfbeugung, das Heben des Beckens und das Anheben der Beine, wenn du den Oberkörper ruhig hältst.

Schräge Bauchmuskeln *(M. obliquus externus abdominis)*: Der äußere schräge Bauchmuskel neigt und beugt seitlich den Rumpf. Unterstützt wird dies auch durch den kleineren inneren schrägen Bauchmuskel.

Zudem ermöglichen dir diese Muskeln die Anspannung des Rumpfs und schützen deine Wirbelsäule vor einseitigen Belastungen oder äußeren Einwirkungen.

Querer Bauchmuskel *(M. transversus abdominis)*: Er liegt am inneren schrägen Bauchmuskel *(M. obliquus internus abdominis)*, ermöglicht dir das Absenken der Rippen und dass du den Bauch zusammenpressen kannst.

Der quadratische Lendenmuskel *(M. quadratus lumborum)* liegt an der hinteren Bauchwand. Er hilft dir, wenn du deinen Oberkörper seitlich herunterneigst, und unterstützt die Ein- und Ausatmung. Der große Lendenmuskel ist auch bekannt als Hüftbeuger und zuständig für die Rotation der Hüfte.

Was sie sonst noch können

Auch bei der Atmung spielt die Bauchmuskulatur eine wesentliche Rolle. Während sie beim Einatmen entspannt ist, spannt sie sich beim Ausatmen an. Dadurch werden die Eingeweide nach innen gedrückt und leicht nach oben in Richtung Zwerchfell. Dabei wird die Lunge zusammengepresst, es entsteht Überdruck und die Luft wird ausgeatmet. Atemübungen findest du auf **Seite 108**.

BESCHÜTZER UNSERES INNENLEBENS

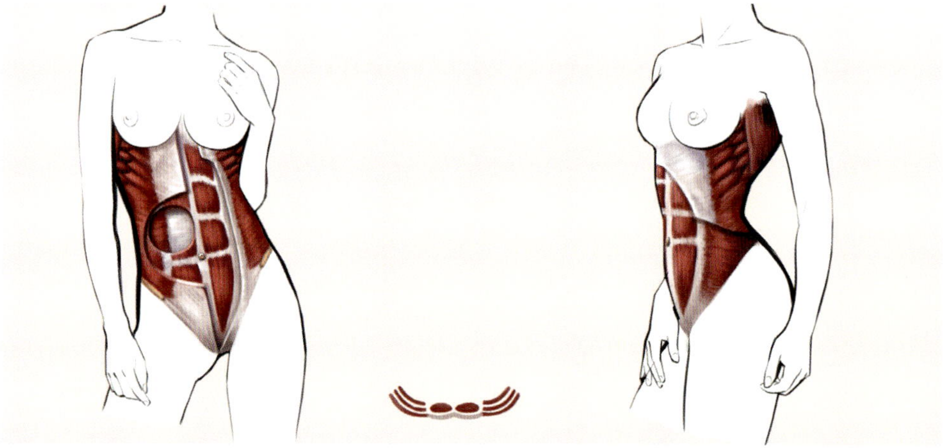

Alle Bauchmuskeln im Zusammenspiel stärken die Wirbelsäule, schützen die inneren Organe und unterstützen indirekt die Atmung sowie die Entgiftung des Körpers.

Auch bei der Entgiftung des Körpers spielt die Bauchmuskulatur eine wichtige Rolle. Wenn du auf die Toilette gehst, spannt sich durch das Bauchpressen die Muskulatur an. So steigert sich der Druck im Bauchinneren und Stuhl und Urin können so ganz einfach ausgeschieden werden.
Doch Bauchmuskeln können noch viel mehr, zum Beispiel dir dabei helfen, um die Mitte herum schlanker zu werden.

KÖNNEN BAUCHMUSKELN SCHLANK MACHEN?

Dass man durch spezielle Bauchmuskelübungen am Bauch abnimmt, ist schlichtweg falsch! Abnehmen kannst du nur, wenn deine Energiebilanz dauerhaft negativ ist. Das bedeutet: Du musst deinem Körper dazu weniger Energie zuführen, als er verbraucht. Das geht nur über Essen und Trinken. Ein Ernährungsprogramm, das auf reduzierte Zuckerzufuhr setzt, dabei auf gesunde Fette (ja, die helfen beim Abnehmen!) und ausreichend Eiweiß, findest du ab **Seite 39**.

Muskeln verbrauchen Energie

ABER: Deine Bauchmuskulatur hilft dir auch indirekt beim Abnehmen und das ist auf gar keinen Fall ohne. Das liegt daran, dass alle Muskeln Stoffwechselorgane sind und in Bewegung Energie verbrennen: zuerst Zucker aus der Nahrung und den Speichern in Muskeln und Leber, und wenn die Zuckervorräte erschöpft sind, geht es an die Fettreserven. Deshalb können die Muskelzellen in den großen Bauchmuskelsträngen erheblich deinen Energie- und Kalorienverbrauch erhöhen – selbst dann, wenn du vor dem Computer oder dem Fernseher sitzt oder schläfst. Bei einer schlaffen, untrainierten Muskulatur sinkt dagegen der tägliche Energieverbrauch (Grundumsatz). Dann brauchst du nur noch sehr wenig Energie und alles, was deinem Körper zu viel auf dem Teller oder im Glas angeboten wird, verwandelt sich ganz leicht in Bauchfett. Die gute Nachricht: Schon zwei Übungseinheiten Yoga pro Woche lassen die Muskelzellen im Bauch wachsen.

GEHALTVOLLE DEPOTS

Um die Energie aus der Nahrung aufzunehmen, bildet der Körper bei Überschüssen Milliarden von Fettzellen im Bauch – wenn du etwas kräftiger um die Mitte bist, können das zwei- bis dreimal mehr sein als bei einem Normalgewichtigen. Das macht der Bauch nicht, weil er böse ist, sondern schlau. Diese Art des Speicherns für Notzeiten hat uns seit Urzeiten das Überleben ermöglicht. Sind die Fettzellen erst mal da, gehen sie aber nicht mehr weg. Mit dem richtigen Essverhalten kannst du dafür sorgen, dass sich die Depots leeren und nicht mehr füllen.

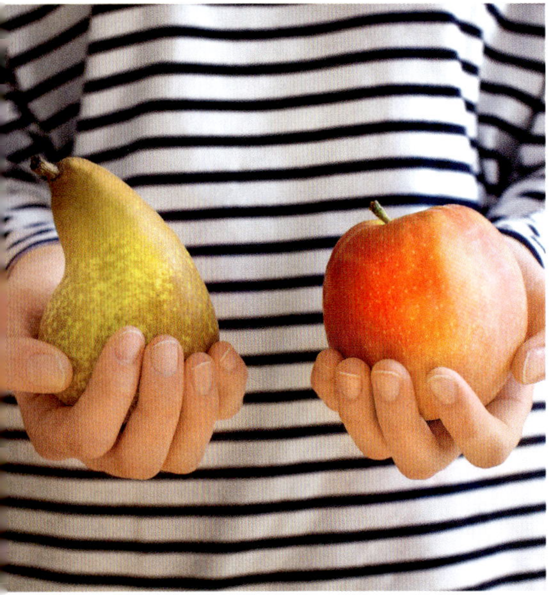

Die birnenförmige Fettverteilung ist weitgehend unbedenklich, die apfelförmige dagegen sehr riskant.

IN DER BAUCHHÖHLE

Sie birgt den Haupttrakt deines Verdauungssystems. Auf der rechten Seite, im mittleren Oberbauch, liegt die Leber, versteckt darunter die Gallenblase. Links neben der Leber liegen Milz und Magen. Der Magen geht dann über in den Dünndarm, an dessen Anfang sich die Bauchspeicheldrüse befindet. Im rechten Unterbauch mündet der Dünndarm mit seinen meterlangen Schlingen dann im Dickdarm. Auf der Höhe des Mittelbauchs hinter allen anderen Organen und den großen Blutgefäßen liegen rechts und links Nieren und Nebennieren.

Ausgekleidet wird die Bauchhöhle vom Bauchfell, einer dünnen und sehr gut durchbluteten Haut. Sie umhüllt auch die Organe, schützt diese vor Stößen und spielt eine wichtige Rolle bei der Abwehr von Infekten.

Fettspeicher Bauch

Direkt unter der Haut in Ober- und Unterbauch lagert sich Fett an. Dieses Unterhautfett kannst du mit den Fingern greifen, wenn du den Bauch einziehst. Das subkutane Bauchfett stellt kein Gesundheitsrisiko dar. Sofern dein Bauchumfang im gesunden Rahmen liegt (die richtigen Maße kannst du auf **Seite 23** nachlesen) und deine Blutfette in Ordnung sind, kann alles so bleiben, wie es ist. Dieses Fett kann – wenn man das möchte – durch kosmetische Operationen (Liposuktion) entfernt werden.
Anders verhält es sich mit dem viszeralen (deutsch: die Eingeweide betreffenden) Bauchfett. Dieses kann nicht operativ entfernt werden. Es liegt unter den Bauchmuskeln auf den Darmschlingen und lagert sich hier an den Bauchorganen an, die den Großteil der gesamten Stoffwechselarbeit leisten. Das innere Bauchfett ist eine geniale Erfindung der Natur, die es dem Urmenschen möglich gemacht hat, auch Hungerzeiten zu überstehen, weil er in guten Zeiten Depots anlegen konnten. Heutzutage, in Zeiten des Nahrungsüberflusses 24/7 scheint es keine so gute Erfindung mehr zu sein, möchte man meinen. Aber jeder von uns ist Meister und Meisterin

seiner Entscheidungen, wie er sein Leben gestaltet, und insofern bleibe ich lieber dabei, dass unser Körper eine geniale Erfindung ist. Das viszerale oder abdominelle Bauchfett kann massenweise überschüssige Nährstoffe (Zucker, Fette, Eiweiß) aufnehmen, die in Fetttröpfchen umgewandelt und in den großen Fettzellen (Adipozyten) verstaut werden. Die unendlich dehnbaren Zellen sind im Vergleich zu den Fettzellen im Unterhautfettgewebe metabolisch, also stoffwechselaktiv. Das heißt, sie entwickeln ein Eigenleben und produzieren Hormone sowie Entzündungsstoffe. Und das macht sie gefährlich.
Übrigens: Sind alle Fettzellen im Bauch gut gefüllt und werden diese Vorräte nicht verbraucht, so werden neue Überschüsse aus der Nahrung in Form von Fett in der Leber und in den Muskeln eingelagert. So gerät der Stoffwechsel immer mehr aus dem Lot.

BIRNE ODER APFEL?

An welchen Stellen du Fett speicherst, ist typbedingt und ererbt. Ärzte unterscheiden zwischen Birnen- und Apfeltyp beziehungsweise dem gynoiden und dem androiden Typ. Birnentypen sind oft weiblich, haben kräftigere Oberschenkel und etwas mehr Po. Bei dieser Form der Fettverteilung ist das Risiko gering, Stoffwechselstörungen oder Gefäßkrankheiten zu entwickeln.
Der androide Typ hingegen kann durchaus schlanke Beine oder einen schmalen Po haben. Dafür ragt der Bauch deutlich heraus und man sieht immer ein bisschen schwanger aus. Von dieser Fettverteilung sind meistens Männer betroffen. Aber auch Frauen können bei entsprechender Veranlagung und mit Eintreten der Wechseljahre sowie bei einem ungesunden Ernährungsstil in Kombination mit Bewegungsarmut zu dieser gesundheitlich riskanten Apfelform neigen.

WENN DAS INNENLEBEN GEFÄHRLICH WIRD

Stoffwechsel (Metabolismus) bedeutet alles, was damit zu tun hat, dass im Körper Stoffe aufgenommen, transportiert und chemisch umgewandelt werden können. Das betrifft die Aufnahme von Luft, von Wasser und von Nahrung. Das dient, solange alles rund läuft, der Aufrechterhaltung aller Körperfunktionen. Die meisten Stoffwechselvorgänge finden im Bauch statt. Aufgrund ihrer erhöhten Stoffwechselaktivität sind die Fettzellen hier besonders gefährlich. Denn damit Hormone und andere Botenstoffe, die hier hergestellt werden, ihre positiven Wirkungen im Körper entfalten können, dürfen sie nur in bestimmten Mengen vorhanden sein. Kleinste Abweichungen haben weitreichende Folgen.

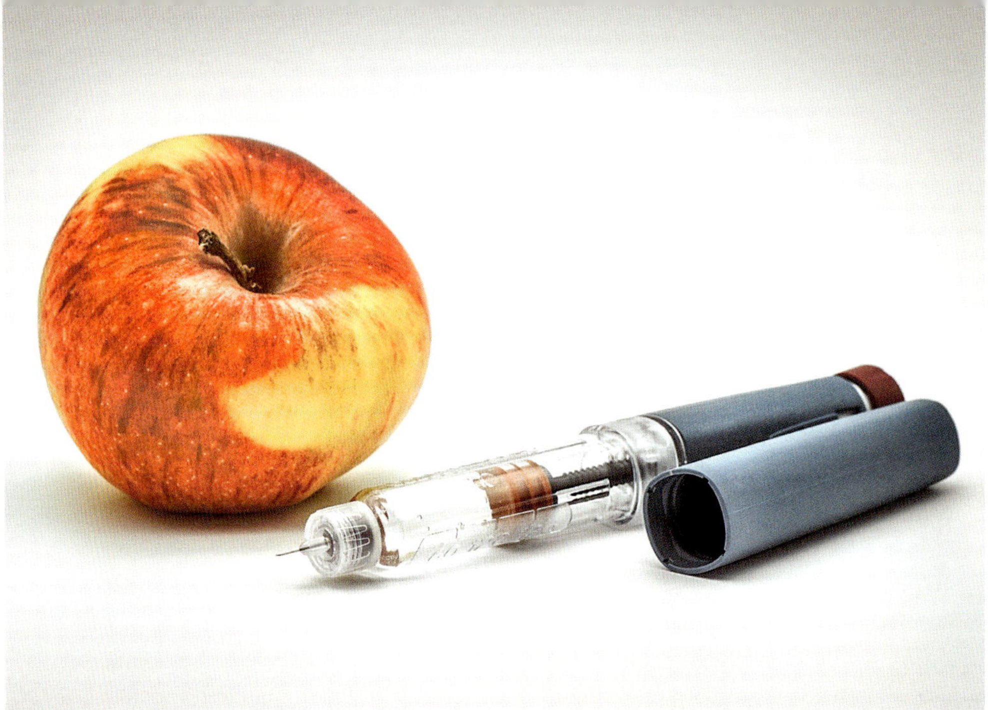

WIE BAUCHFETT KRANK MACHT

Lange Zeit hat man Bauchfett nur als kosmetisches Problem betrachtet. Wer viel Bauch trägt, denkt vielleicht allenfalls an seine Gelenke, die wehtun können, und den Rücken und die Bandscheiben, die er durch die zu große Last am Körper schmerzhaft spürt. Und eine normalgewichtige Frau ärgert sich vielleicht über einen Bauchansatz, weil die Skinny Jeans nicht (mehr) passt.

In den letzten Jahren sind allerdings zahlreiche medizinische Studien erschienen, die eines ganz deutlich gezeigt haben: Das Gewicht eines Menschen und auch der Body-Mass-Index (BMI) sind nur sehr ungefähre Gradmesser für eventuell bestehende gesundheitliche Risikofaktoren. Denn beide können keinen genauen Aufschluss darüber geben, wie in einem Körper schwerere Muskulatur und leichteres Körperfett verteilt sind. Denn sie besagen ja nicht, wo sich das Fett befindet.

Als deutliches Warnsignal gilt daher der Bauchumfang ab einem bestimmten Maß, das bei Frauen und Männern unterschiedlich gehandhabt wird.

ENTGLEISTER HORMON-STOFFWECHSEL

Was passiert nun im Körper bis zu dem Zeitpunkt, bis zu dem sich zu viel Fett um die Organe angesammelt hat? Es beginnt ganz einfach mit dem Essen und Trinken, also mit der Aufnahme von energiereichen Nährstoffen in fester oder flüssiger Form. Um diese in die Zellen zu schleusen, wo sie zu Energie umgewandelt werden, damit der Körper funktionieren und sich wieder erneuern kann, brauchen Sie einen bestimmten Schlüssel.

BAUCHUMFANG

Als Faustregel gilt: Je mehr Zentimeter um die Taille, desto höher ist das Gesundheitsrisiko.

Frauen

- 80 bis 87 cm erhöhtes Risiko
- ab 88 cm stark erhöht

Männer

- 94 bis 101 cm erhöhtes Risiko
- ab 102 cm deutlich erhöht

Die Rolle des Insulins

Der Botenstoff Insulin ist so einer. Das Eiweißhormon wird in der Bauchspeicheldrüse hergestellt. Es kommt zum Einsatz, sobald du etwas isst oder eine Apfelschorle oder einen Fruchtsmoothie trinkst. Dann steigt dein Blutzuckerspiegel an, weil die Zuckerbausteine aus dem Darm in die Blutbahn gelangen. Das Insulin bewirkt nun als Schlüssel an den Zellen, dass diese sich öffnen und der Zucker aus dem Blut ins Zellinnere eingeschleust wird. Auch in der Leber wird Zucker gespeichert. So sinkt der Blutzuckerspiegel wieder auf ein normales Maß ab.

Sein Gegenspieler, das Hormon Glukagon, verursacht den gegenteiligen Effekt. Es regt die Leberzellen an, während mehrstündiger Essenspausen die gespeicherten Zuckervorräte (Glykogen) freizusetzen, um den Blutzuckerspiegel wieder anzuheben und die Versorgung von zuckerabhängigen Organen wie dem Gehirn zu garantieren. Wird der Blutzuckerspiegel durch diese beiden Hormone konstant gehalten, ist alles im Lot und im Körper herrschen ideale Zustände. Man hat ein normales Hunger- und Sättigungsgefühl, alles läuft rund.

Frühwarnsystem Insulinresistenz

Durch einen ständigen Nährstoff- und Insulinüberschuss, eng verzahnt mit Bewegungsmangel, der zu schlappen Muskelzellen führt, verliert das Schlüsselhormon mit der Zeit seine Wirkung. Denn diese Kombination führt zu

VERMEIDBARE RISIKOFAKTOREN

- **Chronische Entzündungen des Zahnfleischs** (Parodontitis), des Darms, der Gelenke oder der Lunge können eine Insulinresistenz befördern.
- **Gesättigte Fette** in der Nahrung (fettes Fleisch, Käse, Wurst) sowie zu viel rotes Fleisch regen Entzündungen an.
- **Zu wenig Schlaf** kann die Entzündungsparameter im Körper ansteigen lassen.
- **Bei Dauerstress** sinkt der Spiegel des Spurenelements Chrom, was die Wirksamkeit des Insulins beeinträchtigen kann. Zugleich steigen die Stresshormone Adrenalin und Cortisol gefährlich an.

einer Überhitzung der Energiekraftwerke in den Muskelzellen (Mitochondrien) und zerstörerischem Zellstress. Um sich vor dem Absterben zu schützen, machen die Zellen ihre Schlösser für Insulin dicht, sodass keine Nährstoffe mehr eingeschleust werden können. Jetzt entsteht quasi vor der Tür ein Blutzuckerstau. Der wird gemeldet an die Bauchspeicheldrüse, die daraufhin die Insulinproduktion weiter erhöht. So schaffen sich Muskel- und Leberzellen einen Ausweg aus der Überernährung. Aber wohin damit? Jetzt kommt das Fettgewebe ins Spiel. Das weiter im Blut flutende Insulin, das sich ja nicht einfach in Luft auflöst, erreicht dieses Gewebe, das eine hohe Anzahl an Insulinschlössern besitzt. Diese lagern nun die überschüssige Energie in Form von Fetttröpfchen ein. Die aus der Leber anflutenden Fettsäuren plus Glukose werden in der Fettzelle zu Triglyzeridtröpfchen umgewandelt. Diese füllen dann kontinuierlich die Adipozyten, mit entsprechender Gewichtszunahme an Bauch, Beinen und Po. Und durch die Insulinresistenz ist die erste Stufe der Entstehung eines Typ-2-Diabetes genommen. Denn Diabetes ist keineswegs eine Insulinmangelkrankheit, sondern, wie man heute weiß, eine Folge von ständigem Insulinüberschuss.

Zunahme von LDL-Cholesterin

Doch nicht nur der lebenswichtige Insulinstoffwechsel gerät aus dem Lot. Das Fettgewebe stellt eine Vielzahl an Hormonen her, die Stoffwechsel, Blutgefäße und das Immunsystem empfindlich stören. Dazu gehören sogenannte proinflammatorische, also krankhafte Entzündungen fördernde und diese unterstützende Botenstoffe.

So geben die Fettzellen im Bauch vermehrt Fettsäuren ins Blut ab und erhöhen die Konzentration gefäßschädigender LDL-Partikel. Mit ihrer Hilfe wird etwa 70 Prozent des Gesamtcholesterins im Blut transportiert. Die LDL-Partikel treiben die Bildung von Ablagerungen in den Arterien (Plaques) voran und fördern die Entstehung von Atherosklerose. Ein erhöhter LDL-Wert erhöht das Risiko für Herzerkrankungen.

Erhöhter HbA1c-Wert

Mit dem Bauchfett steigt dieser Anzeiger für das metabolische Syndrom, die Vorstufe für eine Diabeteserkrankung (**siehe hierzu auch Seite 26**). Anhand des HbA1c-Werts kann ein Arzt den Durchschnittsblutzuckerspiegel der letzten drei Monate ablesen, weshalb er auch »Blutzuckergedächtnis« heißt.

Zu wenig Adinopectin

Dieser Stoffwechselhelfer hält nicht nur Blutzucker und Fettstoffwechsel am Laufen, er steuert auch Appetit und Sättigung. Ist der Adinopectinspiegel in Ordnung (er sollte möglichst über 12 μg/ml liegen), kommt es nicht zu Heißhungerattacken, auch wenn man gut gegessen hat. Außerdem schützt der Stoff die Gefäße vor Entzündungen. Je mehr Leber und Muskulatur jedoch verfettet sind und je stärker die Insulinresistenz ausgeprägt ist, desto weniger Adinopectin stellt das Bauchfett her. Die Folgen: ständige Hungergefühle, chronische Entzündungen und gestörte Stoffwechselprozesse.

Zu hohes Angiotensinogen

Ist zu viel von dem Hormon Angiotensinogen vorhanden, geht der Blutdruck nach oben. Außerdem wird die Blutgerinnung gestört, es kommt zur Bluteindickung, Blutgerinnsel können sich bilden. Auch der Risikofaktor PAL-1 erhöht sich, dadurch kommt es deutlich häufiger zu gefährlichen Verstopfungen der Blutgefäße, Herzinfarkt, Schlaganfall, Thrombosen oder Embolien.

Serotoninmangel

Bauchfett stört die Aktivierung des Gute-Laune-Hormons im Gehirn. Ist der Serotoninspie-

Gegen Erkrankungen durch zu viel Bauchfett helfen Bewegung und eine Ernährungsumstellung.

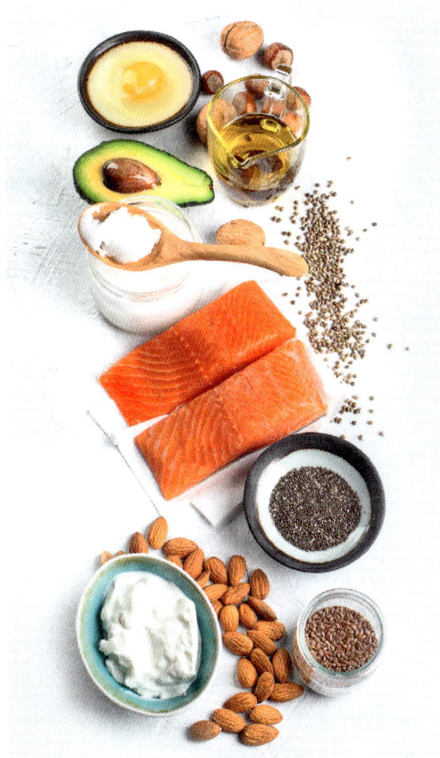

gel erniedrigt, kommt es zu Stimmungsschwankungen, depressiven Verstimmungen, Erschöpfungszuständen. Außerdem nimmt der Appetit zu und es kommt immer wieder zu Heißhungerattacken.

Mangel an Wachstumshormon

HGH und der Wachstumsfaktor IGF-1 fördern das Zellwachstum und die Festigkeit von Muskeln, Bindegewebe und Knochendichte. Bei zu viel Bauchfett ist der Spiegel an Wachstumshormon und IGF-1 zu niedrig. Die Zellen erneuern sich langsamer, wir altern schneller und werden krankheitsanfälliger.

METABOLISCHES SYNDROM

Das Krankheitsbild, das sich aus dem Zusammentreffen verschiedener Stoffwechselentgleisungen ergibt, nennt man metabolisches Syndrom. Im Einzelnen sind das vor allem:

- bauchbetontes Übergewicht
- Bluthochdruck
- eine Fettstoffwechselstörung
- Störung des Zuckerstoffwechsels (Insulinresistenz)
- Laut der Definition der *International Diabetes Federation (IDF)* liegt ein metabolisches Syndrom vor, wenn folgende Bedingungen vorliegen:
- erhöhte Triglyzeridwerte (mindestens 150 mg/dl oder 1,7 mmol/l) beziehungsweise eine bereits eingeleitete Behandlung zur Absenkung der Triglyzeride
- zu niedriges HDL-Cholesterin (Männer weniger als 40 mg/dl oder 1,03 mmol/l; Frauen weniger als 50 mg/dl oder 1,29 mmol/l) beziehungsweise eine bereits eingeleitete Therapie zur Anhebung des HDL-Cholesterins
- Bluthochdruck (systolisch > 130 mmHg oder diastolisch > 85 mmHg) beziehungsweise eine bereits behandelte Hypertonie
- erhöhte Nüchtern-Blutglukosespiegel (> 100 mg/dl beziehungsweise 5,6 mmol/l) oder ein bereits vom Arzt diagnostizierter Typ-2-Diabetes

Herz-Kreislauf-Erkrankungen

Die Konstellation hinter dem metabolischen Syndrom ist überaus tückisch. Zum einen geht es von Anfang an mit einem hohen Risiko für Gefäßkomplikationen und später auch für einen Typ-2-Diabetes einher. Zum anderen entwickelt sich das Syndrom über Jahre unbemerkt und schleichend und verursacht keine wirklichen Probleme, außer vielleicht beim Treppensteigen, Schuhezubinden oder Autofahren, weil der Bauch im Weg ist.
Hinzu kommt dann vielleicht eine verstärkte Neigung zum Schwitzen, Kreuz- und Gelenkschmerzen, aber auch nächtliches Schnarchen und ein gestörter Schlaf. All diese Anzeichen sind durchaus ernst zu nehmen; denn eine Schlafapnoe, bei der es im Schlaf immer wieder zu kurzfristigen Atemstillständen kommt, führt zu erhöhtem Blutdruck, Herzrhythmusstörungen und im schlimmsten Fall sogar

zu einem Schlaganfall. Entzündete Gelenke wiederum fördern eine Insulinresistenz im Körper (**siehe Seite 24**).
Durch die im Bauchfett freigesetzten Fettsäuren und Entzündungsstoffe wird außerdem die Entstehung einer Gefäßverkalkung (Atherosklerose) gefördert. Diese gilt in der Kardiologie als Wurzel vieler Übel: Bei Bluthochdruck, Angina Pectoris, Herzinfarkt und Schlaganfall sowie bei Nierenschwäche spielen die Plaques aus Cholesterin, Kalk und Bakterien oft eine tragende Rolle.

Weitere Folgeerkrankungen

Bauchfett schwächt durch die im Blut flutenden Entzündungsauslöser auch das körpereigene Abwehrsystem. Je nachdem fällt eine Immunantwort zu schwach aus oder sie wirkt überschießend. In diesem Fall greift das Immunsystem körpereigene Gewebe, Organe und andere Strukturen an. Auch das Krebsrisiko ist erhöht. Die Folgen können sein:

- entzündliche rheumatische Beschwerden an Gelenken und/oder Organen
- Gicht
- Arthrose
- PCO-Syndrom (Unfruchtbarkeit)
- Gallensteine
- nichtalkoholische Fettleber (NASH-Syndrom)
- Nierensteine
- ein erhöhtes Risiko für Darm-, Bauchspeicheldrüsen-, Gebärmutter-, Nieren- oder Brustkrebs

DIE SEELE LEIDET MIT

Oft werden die körperlichen Folgen, die stärkeres Übergewicht nach sich zieht, von normalgewichtigen Menschen dazu benutzt, dickere zum Abnehmen zu bewegen. Es ist auch zweifelsohne wichtig, dass man um die teilweise schwerwiegenden Folgen weiß, um sich zu motivieren, etwas für sich zu tun.
Denn die gute Nachricht bei allen Schreckensszenarios lautet: In den allermeisten Fällen kann man ihnen vorbeugen oder sie teilweise sogar umkehren, sobald man seine Ernährungsweise langfristig umstellt und sich regelmäßig bewegt. Yoga kann hier ein Türöffner sein, da man viele Übungen auch mit Bauch gut bewältigen kann.

Du bist es wert!

Das ist umso wichtiger, als das Selbstvertrauen von beleibteren Menschen oft geschwächt ist, sie sich aus dem Alltag zurückziehen, ihre Freizeit nicht mehr draußen oder in Gesellschaft Normalgewichtiger verbringen. Viel wichtiger als eine Gewichtsreduktion ist hier erst einmal die Pflege der eigenen Seele, die auch unter der Last der Kilos leidet. Eine Psychotherapie, in der die Depression behandelt (die häufig auch durch den entgleisten Stoffwechsel aufgrund des Bauchfetts bedingt ist!) und in der das Selbstbewusstsein wiederaufgebaut wird. In dem Moment, in dem ein Mensch das Gefühl hat, er ist es (sich) wert, etwas für sich zu tun, ist der erste Schritt zur Heilung getan.

WOHER KOMMT MEIN BAUCH?

Übergewicht am Bauch hat nicht ausschließlich etwas mit zu viel essen und Bewegungsmangel zu tun. Die Ursachen sind vielschichtiger.

Heutzutage ist es offenbar sehr einfach, dick zu werden. Die Zahlen der letzten Nationalen Verzehrsstudie II des Bundesministeriums für Ernährung, Landwirtschaft und Verbraucherschutz aus dem Jahr 2008 haben gezeigt: 66 Prozent der Männer und 51 Prozent der Frauen zwischen 18 und 80 Jahren sind übergewichtig mit einem Body-Mass-Index über 25 (siehe Kasten). Jeder fünfte Deutsche gilt als adipös, bei den über 60-Jährigen sind es sogar mehr als 30 Prozent. Es gibt auch immer mehr übergewichtige Kinder und Jugendliche: Nur noch 75 Prozent der Jugendlichen zwischen 14 und 17 Jahren waren laut der Verzehrsstudie normalgewichtig, der Trend geht allerdings weiter nach oben. Bei den jungen Erwachsenen sind bereits mit 18 und 19 Jahren 28 Prozent der Männer und 23 Prozent der Frauen übergewichtig.

Die Gründe dafür wurden schon tausendfach heruntergebetet: null Bewegung, zu große Essensportionen, zu häufiges Essen, zu wenige frische und selbst gekochte Mahlzeiten, zu viele gesüßte Getränke … Doch es gibt noch mehr Ursachen, warum wir Menschen immer mehr um unsere Mitte zulegen und of-

DEN BMI BERECHNEN

Der Body-Mass-Index oder Körpermasseindex) gibt das Verhältnis von Körpergewicht zu Körpergröße an. Er gilt als grobes Richtmaß, da er naturgemäß nicht die Körperfettaufteilung berücksichtigt.

In die Kategorie »normalgewichtig« fallen BMI-Werte zwischen 18,5 und 25 kg/m². Alles, was über 25 kg/m² liegt, gilt als übergewichtig. Werte von 30 kg/m² und mehr sprechen für starkes Übergewicht (Adipositas).

So rechnest du deinen BMI aus:

Bei einem Gewicht von 88 kg und einer Größe von 1,78 m ergibt sich der folgende BMI-Wert:

Berechnung: 88 kg : 1,78 × 1, 78 = 88 kg : 3,17 = 27,8 kg/m² (= leichtes Übergewicht)

Einfacher geht die Bestimmung mit einem BMI-Rechner im Internet, bei dem man nur Körpergewicht und Körpergröße eingeben muss, den Rest errechnet der Computer (zum Beispiel unter: Bundeszentrale für gesundheitliche Aufklärung).

fenbar hilflos dabei zusehen, wie uns das alles geschieht.

IST MEIN BAUCH ANGEBOREN?

Klingt nach Ausrede, ist aber gar nicht so selten, wie man glaubt. Aus Zwillingsstudien weiß man, dass dicke Eltern häufig auch dicke Kinder haben, vor allem dann, wenn die Mutter bereits in der Schwangerschaft übergewichtig war. Eine Veranlagung für Übergewicht kann also einen starken Einfluss auf das Körpergewicht haben.
Dass Kinder dicker Eltern häufig auch übergewichtig werden, liegt allerdings auch daran, dass sie das ungesunde Essverhalten der Eltern imitieren.
Aber: Auch wenn es in einer Familie mehr Dicke als Normalgewichtige gibt., eine ausgewogene Ernährung und viel Bewegung können Wunder bewirken.

BIN ICH EIN ZU GUTER FUTTERVERWERTER?

Klingt auch nach einer Ausrede, ist aber ebenfalls wissenschaftlich nachgewiesen. Wer die erbliche Veranlagung dazu hat, die Energie aus der Nahrung (gemessen in Kalorien oder Joule) schneller verbraucht, ist ein schlechter Futterverwerter. Die aufgenommene Energie verpufft dann in Form von Wärme. Ein guter Futterverwerter dagegen kann bis zur Hälfte weniger Wärme produzieren. Er speichert Nahrungsenergie, die nicht durch Aktivität verbraucht wird, in Fettpolstern. Ein schlechter Futterverwerter kann ohne Reue essen und trinken und dabei schlank bleiben, ein guter Futterverwerter nimmt schon beim »Essenanschauen« zu.
Aber: Wenn gute Futterverwerter an Muskelmasse zulegen, verbrennen sie auch (etwas) besser Nahrungsenergie.

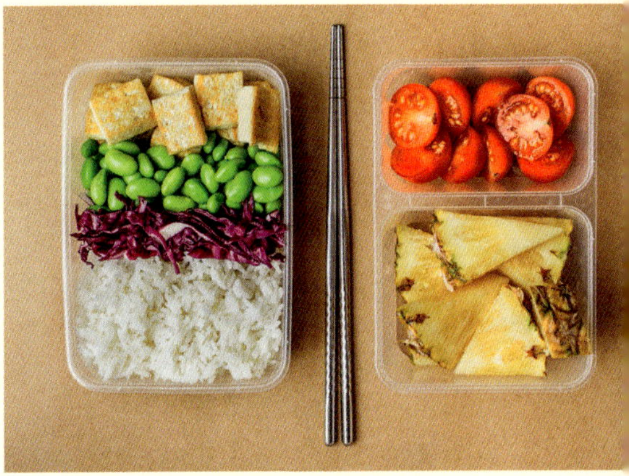

Gut und ausgewogen essen geht mit ein bisschen Organisation auch unterwegs und im Büro.

ESSEN WIE BEI MUTTERN

Klar, neben familiären Anlagen gilt ein erlerntes falsches Essverhalten als wichtigste Ursache für zu viele Pfunde. Dabei ist nicht nur wichtig, wie viel und was man in 24 Stunden zu sich nimmt, sondern auch, warum und wie man isst. Ernährungswissenschaftler betonen, dass Erziehung, ob jeden Tag eine frische Mahlzeit gekocht wird, und familiäre Essrituale in besonderem Maß das Gewicht eines Kindes beeinflussen.

Viele Erziehungsmethoden tragen dazu bei, dass schon im Kindesalter das natürliche Hunger- und Sattheitsgefühl gestört wird. Dazu gehört die Aufforderung, den Teller leer zu essen, schnell zu essen, solange das Essen warm ist, oder Nahrung als Lob oder Bestrafung einzusetzen. Und dazu gehört natürlich auch das Angebot an Essen in einem Haushalt. Quillt das Gefrierfach über mit Fertigfood oder wird dem Schulkind jeden Tag beim Bäcker als Frühstück ein süßes Teilchen in die Hand gedrückt?

In einem Kochkurs lernst du neben Grundtechniken auch viel über Produkte.

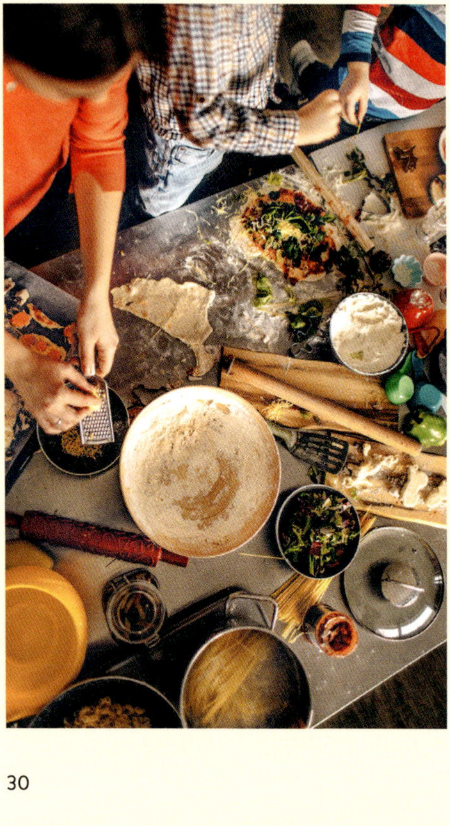

Wird nicht mehr gemeinsam gekocht und gegessen, so verlieren Kulturtugenden wie kochen und gemeinsam genießen und sich bei Tisch miteinander austauschen ihren Wert und ein Kind verliert den Bezug dazu, was Essen alles noch sein kann außer Nahrungsaufnahme. Oft löst dann bei derart geprägten Menschen nicht Hunger ein Signal zum Essen aus, sondern Emotionen wie Ärger, aber auch Stress oder Langeweile.

Aber: Auch hier kann man umlernen, indem man beginnt, sich mit Kochen zu beschäftigen, und versucht, für sich selbst Essrituale einzuführen. Mehr dazu ab **Seite 42**.

ICH HABE PROBLEME MIT DER SCHILDDRÜSE

Rund zehn Millionen Deutsche leiden unter der Schilddrüsenerkrankung Hashimoto Thyreoiditis. Wenn die Schilddrüse weniger Hormone produziert, nehmen die Betroffenen häufig zu, auch bei einer gesunden Ernährungsweise. Das ist leider eine der vielen unangenehmen Begleiterscheinungen von Hashimoto. Vor allem das innere Bauchfett nimmt leichter zu und damit auch der Umfang um die Taille.

Aber: Generell bietet eine Ernährung, die auf reduzierte Kohlenhydrate, gesunde Fette und ausreichend Eiweiß setzt – wie in diesem Buch –, langfristig die besten Aussichten auf eine schlankere Mitte. Wichtig ist auch ein langsamer Muskelaufbau und -erhalt. Zehn Minuten Flacher-Bauch-Yoga sind hier effektiver als 30 Minuten Fahrradfahren. Also: Hashimoto ist kein Grund, um den Traum von deinem Wunschbauch aufzugeben!

ICH BIN IN DEN WECHSELJAHREN

Durch das Absinken der Hormone Östradiol, Progesteron und auch des in den Nebennieren hergestellten männlichen Geschlechtshormons Testosteron im Lauf der Wechseljahre legen Frauen vor allem am Bauch noch zusätzliche Polster zu.

Das ist keine besondere Gemeinheit, die sich die Natur ausgedacht hat, sondern macht biologisch tatsächlich Sinn. Denn das weibliche Fettgewebe ist in dieser Lebensphase der Frau der wichtigste Östrogenproduzent im Körper neben den Eierstöcken. Bis zu einem gewissen Grad versucht der Körper also durch das Bauchfett den Mangel selbst auszugleichen.

Aber: Ein Wohlfühlbauch ab 45 plus ist erlaubt und sexy. Trotzdem sollte frau jetzt dafür sorgen, dass sie ihre Muskelmasse (auch am Bauch) erhält. Und hierbei hilft das Flacher-Bauch-Yoga äußerst wirkungsvoll. Such dir eines der Programme aus!

ICH HABE SO VIEL STRESS!

Stress durch Mehrfachbelastung macht Frauen das Leben bisweilen schwerer als den Herren der Schöpfung. Job, Kinder, Haushalt, Einkaufen, Freizeitplanung, Sport – der Terminplan quillt in aller Regel vor allem bei berufstätigen Müttern nicht selten über, und das Tag für Tag. Überhöhte Cortisolspiegel, die in Folge der Dauerbelastung auftreten, machen Heißhunger auf Süßes und Fettes und lassen den Insulinspiegel nach oben sausen. Gewichtszunahme? Garantiert – und dies vor allem, ja, am Bauch!

Studien belegen mehrfach: Wer den Ausgleich zum Alltagsstress nicht hinbekommt, legt schneller zu und tut sich schwer mit Abnehmen. Frauen werden ab den Wechseljahren zunehmend stressanfälliger, da ihr Östrogenspiegel sinkt und der Spiegel des Stresshormons Cortisol dabei erhöht bleibt. Hauptaufgabe dieses Hormons ist die Bereitstellung von Energie aus den Speichern im Körper, gleichzeitig verringert es den Energieumsatz. Bei Nahrungsmangel und körperlicher Anstrengung ist das wichtig. Wenn man aber dauerhaft gestresst ist, weil man in der Arbeit belastet ist, dazu vielleicht auch noch in der Beziehung oder durch anstrengende Pubertierende, macht dies eigentlich keinen Sinn. Besonders wichtig ist bei Dauerstress (mit oder ohne Wechseljahre) der Erhalt der Muskulatur, um seinen Stoffwechsel stabil und am Laufen zu halten, und regelmäßige Entspannungseinheiten.

Aber: Hier kann zum einen das Yogaüben an sich helfen, aber auch Meditation und gezielte Atemübungen, wenn es mal nicht so rundläuft oder man das Gefühl hat, in der Stressspirale gefangen zu sein.

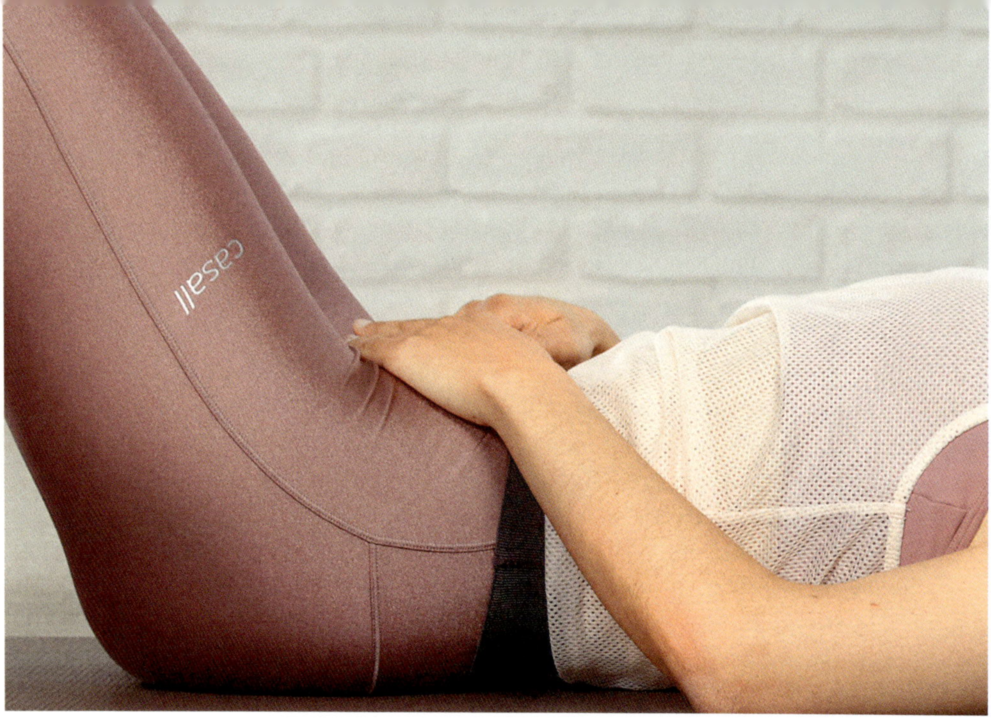

LIEBE DEINEN BAUCH!

Als großer Fan der Traditionellen Chinesischen Medizin (TCM) möchte ich mit dir einen kleinen Abstecher in diese Lehre machen, da sie das Programm, das wir für diesen Ratgeber entwickelt haben, auch noch einmal von einer anderen Seite her bebildert. Eines der wichtigsten Prinzipien der TCM, das für die Krankheitsvorbeugung fast noch wichtiger ist als die Heilung von Beschwerden, ist die Pflege der Körpermitte. Ein starker, gesunder Bauch und ein gut funktionierendes Verdauungssystem sind essenziell für eine gute Gesundheit.

FÜR EINE STARKE MITTE

Die Hauptfunktion des Bauchs besteht darin, den Körper zu nähren. Das geschieht durch

die Umwandlung der Essenz der Nahrung in Blut, die Lebensenergie Qi und Säfte, damit sind die Lymphe und andere Körperflüssigkeiten gemeint. All diese Substanzen werden dann im Körper über unterschiedlichen Bahnen – die Blutgefäße, die Lymphgefäße und energetische Leitbahnen (Meridiane) – verteilt. Genauso wichtig ist aber auch die Versorgung unserer Mitte, indem wir unsere Seele und unseren Geist pflegen. Denn dauerhaft negative Gefühle, Sorgen und geistige Überarbeitung schaden auch der Körpermitte und das schwächt alle anderen Organe, da ein harmonisches Zusammenwirken nicht mehr gewährleistet werden kann.
Ein gesunder Bauch ist deshalb wie die Sonne in unserem Planetensystem, er ist der nährende, ruhende Pol des Körpers.

YOGA – DEIN BAUCHGEFÜHL-BEGLEITER

Natürlich gibt es in der TCM als ganzheitlich orientiertem Heilsystem auch Bewegungsformen, die guttun. Man denke nur an Tai-Chi oder Qigong. In diesem Ratgeber widmen wir uns Yoga als deinem Begleiter zu einem guten Bauchgefühl. Yoga ist eine Methode, die seit dem 2. Jahrhundert v. Chr. schriftlich belegt ist. Sie besagt, dass Yogaübungen Werkzeuge dafür sind, die uns helfen, uns selbst zu finden. Wenn du aus dem Üben ein Ritual werden lässt und es dir gelingt, das Programm, das zu dir passt, zweimal die Woche zu üben, wirst du sehr bald feststellen, wie sehr Yoga dein guter Begleiter werden kann. Denn diese Bewegungsform hilft dir sowohl auf körperlicher als auch auf geistig-seelischer Ebene, dass du dich in deiner Haut (wieder) zu Hause fühlst. Mit einer Schatzkiste aus Asanas – so werden die Körperübungen auf Sanskrit genannt –, Entspannungs- und

DIE MITTE STÄRKEN

Du kannst deinen Bauch jeden Tag mit ganz einfachen Dingen stärken. Dazu empfiehlt die TCM so schöne Dinge wie …

- **einfach jemanden** in den Arm nehmen
- **jeden Tag so viel wie möglich** körperlich aktiv sein (das muss kein schweißtreibender Sport sein; aber mit Yoga tust du dir auf jeden Fall viel Gutes!)
- **es dir zu Hause** gemütlich machen und ein behagliches Ambiente schaffen
- **Rituale in deinen Alltag** einbauen, wie die Morgenzeitung lesen und dazu eine Tasse grünen Tee trinken oder abends eine Meditation vor dem Einschlafen machen (denn alles, was Geborgenheit schafft, stärkt auch deinen Bauch)
- **dir für dich selbst** und deine Bedürfnisse Zeit nehmen

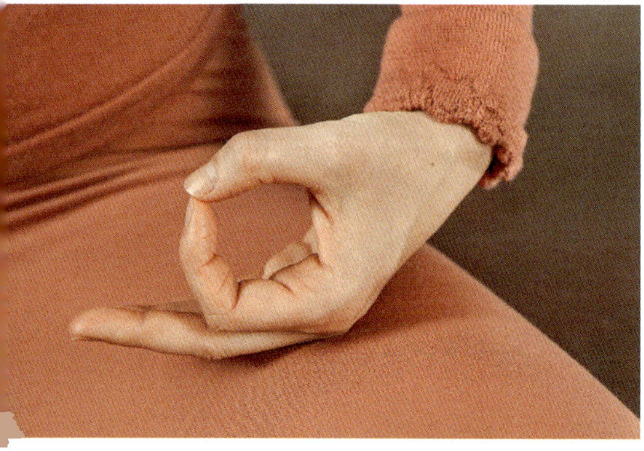

Yogapraxis bedeutet, dass du dich achtsam und ohne Anstrengung mit dir beschäftigst.

Atemübungen stellt sich mit der Zeit eine Grundzufriedenheit ein.
Du lernst einen achtsamen Umgang mit deinem Körper, nicht nur in Bezug auf das Üben, sondern auch genauer hinzusehen, was du wirklich brauchst. Denn das übersehen wir leider viel zu oft. Es betrifft dein Bedürfnis nach Entspannung und Regeneration genauso wie das nach körperlicher Aktivität, die unser Körper braucht, um gesund zu bleiben, und – natürlich – das Essen und das Trinken.

Tu etwas nur für dich

Warum Yoga auf so vielen Ebenenen guttut, auch auf der nicht sichtbaren geistigen und seelischen, hängt unter anderem mit dem langsamen Tempo zusammen, in welchem du übst. Auch dass du während der ganzen Zeit immer ruhig und tief atmest, wirkt tief in dein Unterbewusstsein und auf dein Nervensystem. Wenn du einzelne Asanas übst oder nach einem meiner Programme Yoga machst, kommst du mit der Zeit wie von selbst ins Hier und Jetzt und beschäftigst dich zugleich intensiv und ohne große Anstrengung mit dir. Je mehr du durch das Üben Körper und Geist miteinander vereinst und in Harmonie bringst, desto eher wirst du Meister im positiven Denken, was sich wiederum sehr schnell auf unser Bauchgefühl auswirken kann. Ängste und Sorgen haben nicht so schnell eine Chance, dich aus dem Lot zu bringen. Die Essener Studie zeigte, dass Yoga auch die »geistige und körperliche Lebensqualität und das Selbstwertgefühl« stärkte und »den subjektiven Stress verringerte«.

Geh deinen Yogaweg

Natürlich ist der Yogaweg nicht der mit der absoluten Bauch-weg-Garantie. Wenn du ihn wieder verlässt, zu lange Pausen machst und auch in der Zwischenzeit nicht auf dich achtest, die falschen Sachen isst oder trinkst, dann wird auch Yoga allein nicht helfen. Und anfangs wird sich trotz steten Übens und einer Ernährungsumstellung nicht allzu viel tun. Aber dann heißt es, ehrlich zu sein – auch dahin bringt einen Yoga: Es hat seine Zeit gedauert, bis der Bauch wachsen durfte, also darf man ihm auch die Zeit geben, wieder zu schrumpfen. Crashdiäten und derlei lassen nur Mr. Jojo ins Haus …
Sollten sich deshalb in den ersten drei Wochen Selbstzweifel einstellen, ob das der rich-

tige Weg für dich ist, sei lieb zu dir. Schließlich hast du dich endlich überwunden, körperlich aktiver zu werden. Die Anstrengung ist keinesfalls umsonst, auch wenn der Bauchumfang zu Beginn gleich bleiben sollte. Eine Vielzahl wissenschaftlicher Untersuchungen belegen, dass körperliche Aktivität einen ganz entscheidenden Einfluss auf die Gesundheit hat, und zwar vollkommen unabhängig von Veränderungen beim Körpergewicht. Die positiven Wirkungen führen Experten unter anderem darauf zurück, dass sich durch Bewegung die Insulinresistenz an den Muskeln deutlich verringert und der Fettstoffwechsel verbessert wird.

ERLAUBT IST, WAS HILFT

Vielleicht kennst du den einen oder anderen Tipp schon. Jeder von ihnen hilft dir auf dem Weg zu deinem Wohlfühlbauch:

- **Iss regelmäßig** und lasse keine (Haupt-)Mahlzeiten ausfallen, vor allem, wenn du mehr als drei Kilo loswerden willst. Hungern ist kontraproduktiv! Dann isst man zu viel und vom Falschen.
- **Lasse dir zwischen den Mahlzeiten** fünf Stunden Pause. In diesem Intervall sinkt dein Insulinspiegel auf ein normales Maß und du entwickelst wieder ein normales Hungergefühl.

BESSER ESSEN UND TRINKEN

In den großen Heilsystemen des Ostens, zu denen die Traditionelle Chinesische Medizin (TCM) wie auch der indische Ayurveda gehören, aber genauso in der Naturheilkunde, die bei uns seit Sebastian Kneipp bekannt ist, nimmt die Ernährung eine zentrale Rolle ein. Die allgemeine Empfehlung für ein gesundes und langes Leben lautet daher: Essen ist wichtig und sollte einen dementsprechenden Platz in deinem Leben und deinem Alltag einnehmen.

Dazu gehört zu Beginn, dass du einmal deine bisherigen Ernährungsgewohnheiten gründlich unter die Lupe nimmst. Daraus kannst du dann für dich ableiten, was du Schritt für Schritt ändern willst. Wenn du zum Beispiel lieber gesüßte Getränke zu dir nimmst, wenn du Durst hast, ist es für deinen Bauch besser, wenn du in Zukunft auf Wasser, Tees und/oder Kaffee umsteigst. Ernährungspsychologen wissen, dass man vor allem beim Essen und Trinken nicht von heute auf morgen alles besser machen kann. Hier handelt es sich um Gewohnheiten, die man von Kindesbeinen an gelernt hat, ob sie nun guttun und gesund sind oder eben nicht. Aber wenn dir dein Gewicht zu schaffen macht, kommt es darauf an, dass du an diesen Gewohnheiten etwas änderst. Und das muss in die richtige Richtung gehen und in einem langsamen Tempo stattfinden, damit dein Gehirn auch wirklich um-

lernen kann. Wie du eine einfache Analyse deiner Ernährungsgewohnheiten machen kannst, zeige ich dir auf **Seite 44**. Daraus leitest du deine Maßnahmen ab, was du Woche für Woche besser machen willst. Wie du gesünder essen und dabei genießen kannst, erfährst du ab **Seite 40**: Anschließend findest du 23 Rezepte für Frühstück und kalte und warme Mahlzeiten. Alle sind einfach zuzubereiten, schmecken und halten lange satt.
Die weiteren Ernährungsempfehlungen basieren alle auf der aktuellen Studienlage und wie sie von renommierten Ernährungsmedizinern – und übrigens auch jedem TCM-Arzt – empfohlen werden. Diese raten zu einer kohlenhydrat- (= zucker- und stärke-)armen Ernährung mit gesunden pflanzlichen Fetten und ausgewogenen Eiweißportionen aus vor allem pflanzlichen Quellen. Diese sorgt für langsame Blutzucker- und Insulinanstiege und ein lang anhaltendes Sättigungsgefühl bei optimaler Nährstoffversorgung.

Kaum ein Lebensmittel ist vielseitiger im Geschmack als Gemüse. Am besten dreimal täglich genießen!

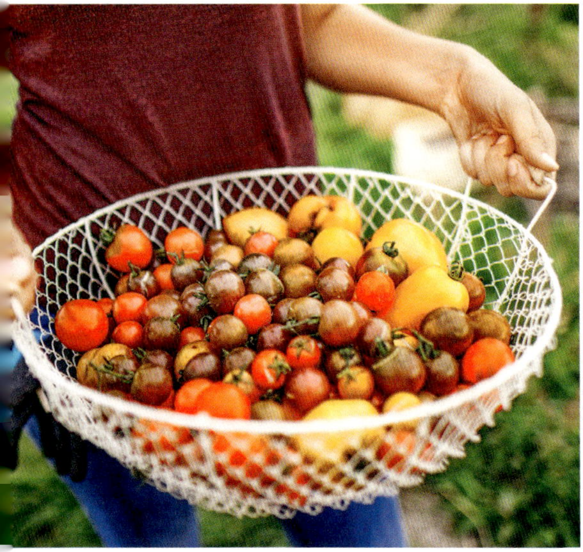

Das darfst du genießen

- **Gemüse** sollte bei jeder Mahlzeit dabei sein. Empfohlene Mengen pro Tag: 400 Gramm Gemüse und mehr, höchstens 200 Gramm Obst (Fruchtzucker macht auch dick!).
- **Fette** aus gesunden Pflanzenölen (Olivenöl, Lein- und Nussöle, Rapsöl), aber auch aus Nüssen und fettem Seefisch (zum Beispiel Makrele oder Bio-Lachs) sollten auch in keiner Mahlzeit fehlen. Insgesamt sollten es zwischen 50 und 75 Gramm Fett sein.
- **Eiweiß** – am besten in dieser Reihenfolge: Hülsenfrüchte (Linsen, Kichererbsen, Bohnen & Co.), Fisch (aus nachhaltigem Fischfang), Fleisch (aus artgerechter Haltung), Milchprodukte, Bio-Eier, Nüsse: Iss täglich 1 bis 1,2 Gramm Eiweiß pro Kilogramm Körpergewicht, gleichmäßig verteilt auf die Hauptmahlzeiten.
- **Kartoffeln, Nudeln, Reis & Brot**: Die sogenannten Sättigungsbeilagen möglichst sparsam verzehren.
- **Desserts & Süßes**: Kuchen und Süßes (auch zuckerhaltige Getränke) sollten auf

eine Zuckermenge von 50, besser 25 Gramm, und Alkohol auf 20 Gramm pro Tag beschränkt sein. Es gibt keine unbedenkliche Alkoholmenge. Das Risiko für Krebs und Herzrhythmusstörungen nimmt kontinuierlich zu.

- Wasser: Jeder Mensch braucht 0,03 Liter pro Kilogramm Körpergewicht und pro Tag. Bei Sport und heißen Temperaturen können es auch 0,5 Liter mehr sein. Dabei ist Leitungswasser in Deutschland, Österreich und der Schweiz die beste Wahl. Erkundige dich zur Sicherheit bei deinem Wasserwirtschaftsamt danach, ob das örtlich verfügbare Trinkwasser zur Herstellung von Babynahrung geeignet ist. Dann kannst du bedenkenlos Wasser aus dem Hahn trinken. Ein Glas Wasser hilft auch sehr gut bei Hungeranflügen.

RAUCHFREI LEBEN

Es gibt zahlreiche Hinweise, dass Rauchen nicht nur den Bronchien, der Lunge und den Gefäßen schadet, sondern auch die Insulinresistenz als eine der Hauptkomponenten des metabolischen Syndroms fördert. Darüber hinaus verengen und schädigen die Inhaltsstoffe von Zigaretten die Blutgefäße. Dies kann dazu führen, dass verschiedene Regionen im Körper nicht mehr ausreichend mit Sauerstoff, Nährstoffen und Energie versorgt werden.
Wer raucht, hat ein sehr viel höheres Risiko, eine Gefäßerkrankung (Durchblutungsstörungen der Beine, Herzinfarkt oder Schlaganfall) zu erleiden. Fazit: Es lohnt sich auf jeden Fall, das Rauchen einzuschränken oder noch besser, ganz aufzuhören.

ENTSPANNEN

Anhaltender negativer Stress (Distress) bringt dein Gehirn dazu, Substanzen herzustellen und auszuschütten, die deinen Stoffwechsel schwächen, den Blutdruck erhöhen und aufgrund entgleister Stresshormone um den Bauch herum dick machen. Wenn du ständig unter Strom stehst und die Anspannung dich nur noch belastet, ist es höchste Zeit, etwas für deinen Stressabbau zu tun. Das tut nicht nur deiner Mitte gut, sondern bringt dich wieder zu dir und hilft dir dabei, dich gegen ein Zuviel von außen abzugrenzen.

Hierzu sind Entspannungstechniken wie zum Beispiel autogenes Training oder Progressive Muskelentspannung nach Jacobson hilfreich. Du kannst sie in Kursen erlernen oder dir auch selbst mithilfe eines Ratgebers beibringen. Sie helfen dabei, gelassener zu werden und Belastungen leichter zu bewältigen. Ich habe dir ab Seite 106 ein paar Entspannungsübungen zusammengestellt – von für sofort und schnell bis für zwischendurch und etwas länger. Alle tun dir und deinem Bauch gut.

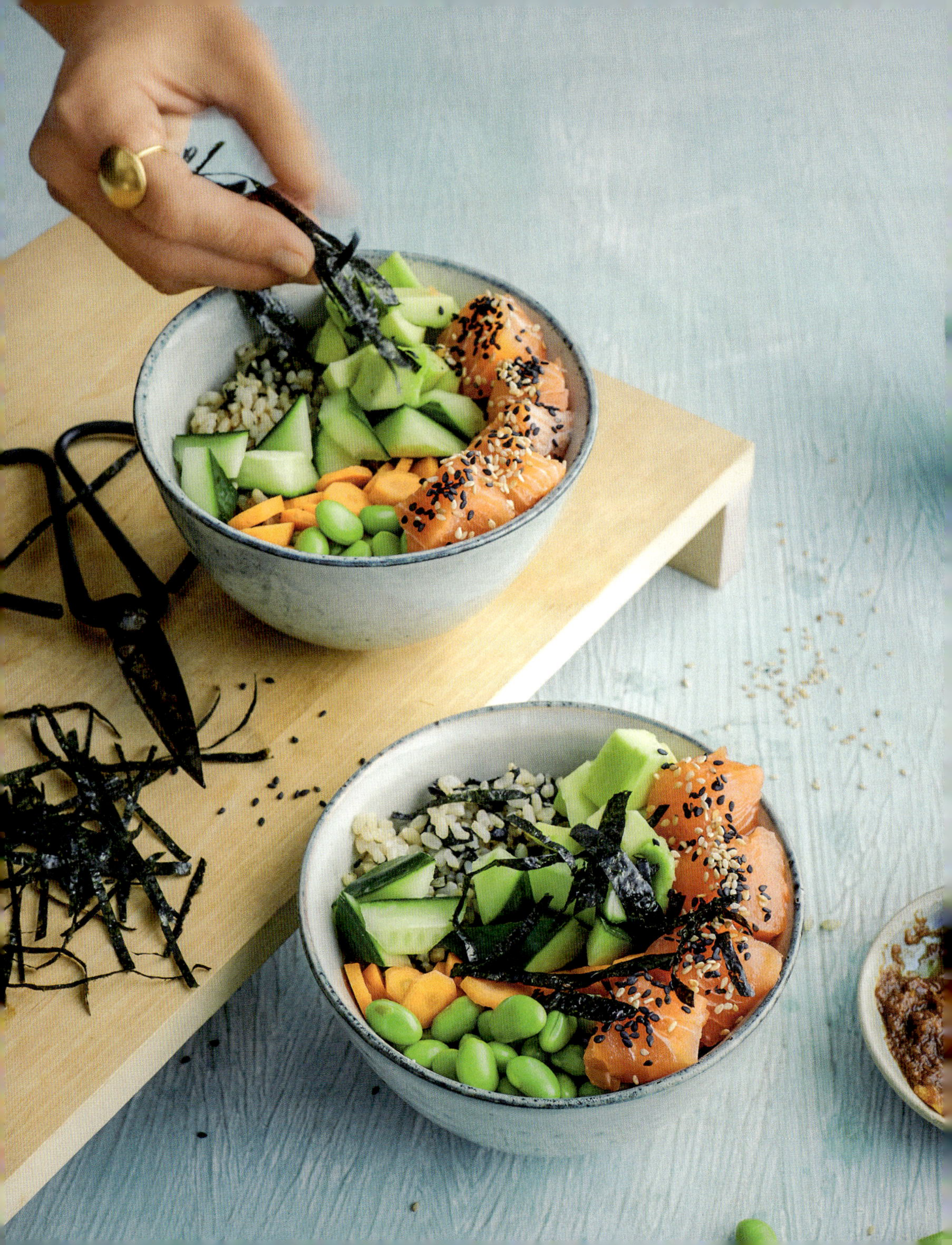

DIE BAUCH-WEG-ERNÄHRUNG

In allen Studien, die die positive Wirkung von Yoga auf eine flachere Körpermitte untersucht haben, ist die Ernährung das wichtigste Kernelement. Wir setzen auf Genussrezepte, die satt machen, Essenspausen und auf neueste Empfehlungen aus den Ernährungswissenschaften.

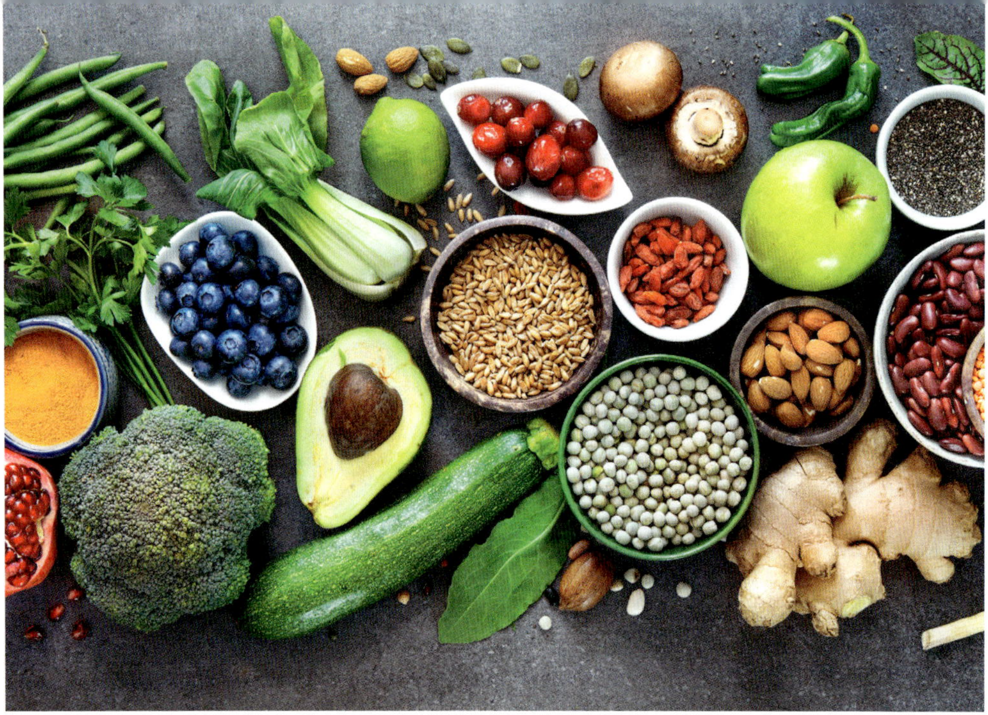

EINFACH RICHTIG ESSEN!

Nein, es kommt jetzt nicht die Garantiert-Bauch-weg-Diät auf dich zu und ich werde dich auf keinen Fall dazu überreden, zum/r VeganerIn, VegetarierIn oder FleischesserIn zu mutieren. Ganz im Gegenteil – ich möchte dich viel mehr dazu motivieren herauszufinden, welches Essen dir guttut. Ich selbst habe sehr viele verschiedene Ernährungsformen ausprobiert, von vegetarisch über vegan hin zur Flexitarierin bis zur Pescetarierin und wieder zurück zur Mischköstlerin mit Hang zu Gemüse, Nüssen und Sojaprodukten. Allerdings lasse ich mittlerweile Kuhmilch weg, weil sie mir nicht (mehr) bekommt, genauso wenig wie Rohkost, weil ich gegartes Gemüse besser vertrage. Und Fertiggerichte kommen bei mir auch nicht auf den Tisch, weil wir gerne selbst kochen.

Mittlerweile bin ich keine Verfechterin einer bestimmten Ernährungsrichtung mehr – ich esse das, was mir guttut und was mir schmeckt. Dabei höre ich ganz auf mein Bauchgefühl. Natürlich habe ich mich auch mit Ernährung beschäftigt, weil ich wissen wollte, was in meinem Essen steckt.

ESSEN IST DAS PURE LEBEN

Essen ist heute eine Selbstverständlichkeit. Du kannst es immer und überall tun und es kostet auch nicht die Welt. Und du kannst sogar Dinge essen, bei denen du gar nicht genau weißt, was in ihnen drinsteckt, aber dafür ist die Verpackung schön designt.
Dabei ist Essen eine ziemlich wichtige Angelegenheit, eine lebenswichtige, um genau zu sein, der man zwei- bis dreimal täglich seine volle Aufmerksamkeit schenken sollte. Ich finde nun nicht, dass man sich rund um die Uhr mit Essen beschäftigen muss – aber wenn du schon isst und weißt, dass das so wichtig für den Erhalt deines Körpers und deiner guten Laune und vor allem deiner Gesundheit ist, dann pass gut auf das auf, was du zu dir nimmst. Denn gut zu essen, das ist wie atmen und sich frei bewegen, es ist das pure Leben.

Den Stoffwechsel richtig füttern

Aus rein körperlicher Sicht besteht dieses Leben aus zahllosen chemischen Reaktionen. Denn ständig nimmst du Stoffe auf – auch Atemluft zählt dazu –, die werden umgewandelt, abgebaut und nicht mehr Brauchbares ausgeschieden. So setzt du dich dein ganzes Leben lang Tag für Tag immer wieder aufs Neue zusammen.
Dieser Stoffwechsel ist verantwortlich dafür, ob es dir gut geht. Damit alles rundläuft, braucht er:

- **Sauerstoff** aus frischer Luft
- **Energie** in Form von festen Nährstoffen, Flüssigkeit in Form von Wasser
- **Bewegung**, zum Beispiel durch Yoga
- **Ruhephasen** (Meditation, Atemübungen)
- und ausreichend **Schlaf**

Auf der geistig-seelischen Ebene möchte ich dann noch hinzufügen: liebevolle Beziehungen zu anderen Menschen, geistig anregende Tätigkeiten, eine gelassene Lebenseinstellung, und das, auch wenn es mal (wieder) stressig sein sollte. Denn auch die wirken indirekt auf deinen Stoffwechsel und dein Hormonsystem.

Den Darm pflegen

Damit sich dein Bauch mit dem Ernährungsprogramm wohlfühlt, haben wir bei der Zusammenstellung der Rezepte darauf geachtet, dass sie …

- **antientzündlich** und zellschützend sind (durch Vitamine, Mineralstoffe, Spurenelemente und gesunde Fette)
- **die Darmflora schützen** (durch Probiotika, Präbiotika und Ballaststoffe)
- **gut sättigen** (durch ausreichend Eiweiß) und so den Insulinspiegel ausbalancieren

WAS SCHMECKT DIR?

Wichtig bei einem Ernährungsprogramm, dass dir dabei helfen soll, überflüssige Fettdepots am Bauch einzuschmelzen, ist die Dranbleibegarantie. Und die gibt es nur, wenn dir dein Essen auch schmeckt.
Deinen Geschmack entwickeln für das, was dir guttut, kannst du ganz einfach, indem du dich selbst ans Schneidebrett und an den Herd stellst. Dann lässt du dich auf das, was du da tust, ein, riechst, würzt, schmeckst ab mit Bedacht. Ein Fertiggericht riecht nie so, wie wenn ich das Gericht mit demselben Namen frisch zubereite.
Der Geschmackssinn ist auch deshalb ein so großer Sinn, weil wir Gefühle damit verbinden. Denk mal an den Geruch von frisch gebackenem Brot oder von frisch gegrilltem Fisch im letzten Urlaub oder von einem tollen Stück Käse. Jede frisch zubereitete Mahlzeit hat ihre eigene Magie.

Manche Düfte machen sogar schlank. Pfefferminze zum Beispiel dämpft das Hungergefühl.

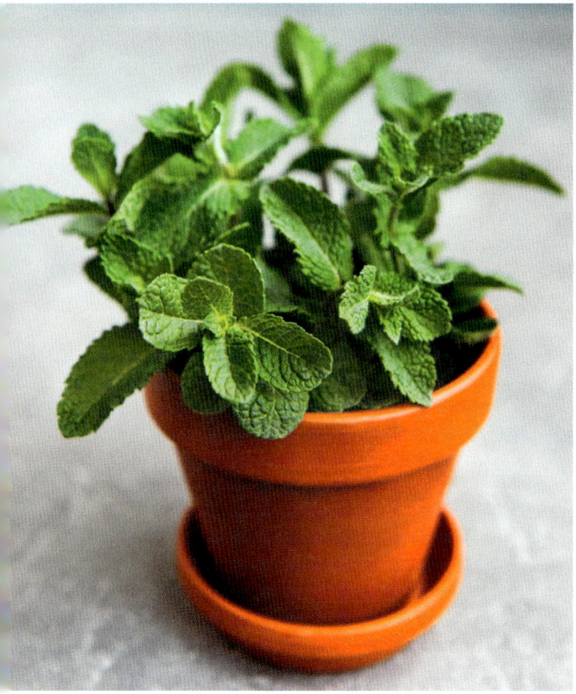

Du bist es dir wert

Fange doch einfach einmal an, dich zu fragen, was du dir wirklich wert bist, und beginne mit deiner Wertschätzung bei der wichtigsten alltäglichen Verrichtung (neben dem Atmen): beim Essen. Iss nur, was wirklich schmeckt und nicht, was nur so tut als ob. Zur innerlichen Vorbereitung kannst du dich mal dem Kleingedruckten auf der Packung eines Fertiggerichts widmen und überlegen, ob du mit irgendeinem der Begriffe etwas anfangen kannst. Ganz oben steht immer die Zutat, die am meisten in dem Produkt vorkommt, also Fett oder Zucker. Für den Rest braucht man in der Regel ein Chemieexamen.
Du siehst: Essen und Trinken ist mehr als die Aufnahme von Nährstoffen. Es hat auch sehr viel mit dem Einsatz unserer Sinne, mit Gefühlen und generell mit Wahrnehmung zu tun. Bewusst oder unbewusst spielen aber auch unsere Erfahrungen, familiäre Muster, Gewohnheiten und Vorbilder eine große Rolle dabei, wie wir uns ernähren.

GEWOHNHEITEN KANN MAN ÄNDERN

Aus der Entwicklungspsychologie weiß man, dass Babys und kleine Kinder – sofern sie gesund und normalgewichtig sind – ein gutes Gespür für Hunger und Sattsein haben. Sie wissen intuitiv, wann sie essen möchten und vor allem was. Kinder verlassen sich völlig auf ihre Sinneseindrücke und Körperempfindungen. Sie freuen sich auf ihr Essen und geben sich ihm ganz und gar hin. Schau dir mal so ein Zwerglein an, wenn es selbstvergessen im Sommer an einem Eis schleckt. Lässt man zu, dass Kinder ihren individuellen Essrhythmus leben dürfen, dann essen sie mal mehr oder mal weniger, folgen aber einem gesunden Hunger- und Sättigungsgefühl. Gibt man ihnen außerdem gute Produkte und frisch zubereitete Mahlzeiten, entwickeln sie ein starkes Immunsystem, aber auch Geschmack.

ICH KANN NICHT KOCHEN

Diese Ausrede gilt ab heute nicht mehr. Wer essen kann und feinmotorisch nicht ganz unbegabt ist, kann sich jederzeit in die Küche stellen und etwas zusammenschnippeln. Zuallererst sollte man es sich allerdings zur Gewohnheit machen, sich ernsthaft mit Lebensmitteln zu beschäftigen. Also nicht nach Arbeitsschluss durch den Supermarkt zur Kühltheke hetzen und gucken, welche Verpackung einen am meisten anmacht. Nein, vorher schon mal in Kochbüchern stöbern, auf was man Lust hat, oder sich auch mal von einer Kochsendung inspirieren lassen und dann Einkaufszettel schreiben und entspannt (und vor allem nicht hungrig) einkaufen gehen.

Essen wird gelernt

Mit der Zeit kommen neue Gewohnheiten hinzu; die Kinder werden größer, zu Hause gibt es bestimmte Regeln und Essrituale (oder auch nicht). Auf jeden Fall wird ein Essverhalten so über viele Jahre hinweg erlernt und ist dann im Erwachsenenalter oft gar nicht mehr so einfach zu ändern. Das eigene Ernährungsverhalten zu verändern – zum Beispiel, weil man ein paar Pfunde loswerden oder sich einfach wieder fitter und leistungsfähiger fühlen will – bedeutet, dass man seine bisherigen Gewohnheiten durch neue Verhaltensweisen ersetzt. Das muss man dann mit Zeit und Geduld üben, was aber in aller Regel gut funktioniert. Das nur, wenn nichts verboten ist, man sich nicht zu viel vornimmt und wenn die Sache Freude macht. Das Ernährungstagebuch auf der nächsten Seite kann dir dabei helfen, nachhaltig Verhaltens-änderungen einzuüben, die zu dir und deinem Alltag passen.

Ganz wichtig: Das Thema Essen sollte nie zu einem Zwang werden, sondern deinen Alltag

MEIN ERNÄHRUNGSTAGEBUCH

Um zu lernen, was deinem Bauch guttut, kannst du ein Ernährungstagebuch führen. Hier notierst du alles, was du isst oder trinkst und wie es dir bekommt. Daraus kannst du Änderungen für dich ableiten, die du Schritt für Schritt angehst.

Du brauchst dazu lediglich ein kleines Notizbuch (für jeden Tag wird eine Seite reserviert) oder eine Sprachmemo-App auf deinem Smartphone. So geht's:

WANN UND WAS?

Notiere den Zeitpunkt, wann du isst und was genau (Zutaten, Nährstoffe, Gewürze) und natürlich auch, was du an Kalorienhaltigem (also Schorle, Smoothie, Bier etc.) trinkst. Am besten machst du das, sobald du etwas zu dir genommen hast, sonst vergisst du es.

WIE GEHT ES DIR?

Schreibe auf, wie es dir vor dem Essen ging und wie du dich danach gefühlt hast. Versuche zu erspüren, wie sich bestimmte Speisen auf deine geistige und körperliche Verfassung auswirken. Überprüfe eine Stunde nach einer Mahlzeit, wie es dir geht und ob du hungrig oder noch satt bist.

UND MORGENS?

Halte morgens nach dem Aufstehen fest, wie gut du nach dem Abendessen schlafen konntest, ob du durchgeschlafen hast und ob du dich frisch fühlst und leicht aus den Federn gekommen bist.

WAS BEKOMMT DIR WANN AM BESTEN?

Probiere bestimmte Mahlzeiten zu unterschiedlichen Tageszeitpunkten aus, zum Beispiel eine Mischkostmahlzeit aus kohlenhydrathaltigen Beilagen (Nudeln, Kartoffeln, Reis etc.) zu einer Portion Hülsenfrüchte, Eier, Fleisch oder Fisch einmal zu Mittag und einmal zu Abend. Wann bekommt dir die Zusammenstellung besser?

DU HAST ES IM GRIFF!

Du wirst schnell erkennen, was dir guttut und was nicht! Notiere deine Änderungswünsche (zum Beispiel: Ich trinke Sojadrink statt Kuhmilch, weil es meinem Darm so besser geht. Ich trinke nur ungesüßte Getränke. Ich erhöhe meine Eiweißportionen, damit ich länger satt bin. Ich esse abends nur Gemüse mit oder ohne Eiweißbeilage, weil ich so besser schlafe.) und übe jede Gewohnheit in deinem Tempo ein. Das ist aus ernährungspsychologischer Sicht am effektivsten.

auf eine positive, geschmackvolle und kreative Art und Weise bereichern und dir dabei helfen zu entschleunigen.

ALL YOU NEED IS – FOOD

Unsere Nahrung enthält im besten Fall – wenn sie frisch, nicht schadstoffbelastet ist und aus artgerechter Haltung stammt – alle Nährstoffe, die du benötigst, um zu leben und leistungsfähig zu bleiben. Für das Zellwachstum, den Erhalt der Körpertemperatur, die Atmung, den Herzschlag oder die Muskeltätigkeit bezieht dein Körper seine Energie aus den Nährstoffen Kohlenhydrate, Fette, Eiweiß. Bestimmte Stoffe gelten sogar als essenziell, also lebensnotwendig. Dazu gehören bestimmte Vitamine, Fett- und Aminosäuren (Eiweißbausteine).

Ist eine Mahlzeit ausgewogen zusammengestellt, so versorgt sie den Körper mit allen Nährstoffen in der richtigen Menge. Wie eine gesunde Ernährung aussehen muss, um gesund schlank zu werden und zu bleiben, wurde Ende 2018 in der Zeitschrift *Science* von vier führenden Ernährungswissenschaftlern veröffentlicht. Zugleich kündigten sie das Ende des »Diät-Kriegs« an. Die Deutschen Nicolai Worm und Matthias Schulze, Harvard-Forscher David Ludwig und Cara Ebbling einigten sich auf die hier folgenden Punkte. Wenn du es schaffst, diese Regeln nach und nach umzusetzen, bist du auf dem sicheren Weg zu deinem Wohlfühlbauch.

1. Jeden Tag genug trinken!

Noch wichtiger als essen ist? Ja, richtig, Trinken. Ohne Essen können wir mehrere Tage oder sogar Wochen durchhalten. Das steckt ebenfalls seit Urzeiten in unserem biologischen Programm, als gut bestückte Supermärkte noch Science-Fiction waren. Wir halten Fastenphasen also gut aus und sie tun laut Expertenmeinung gelegentlich sogar ganz gut. Wer allerdings längere Zeit keine

Peppe deine Wasserrationen auf. Lecker sind Zitronen- oder Orangenscheiben, Ingwer oder Zitronenmelisse.

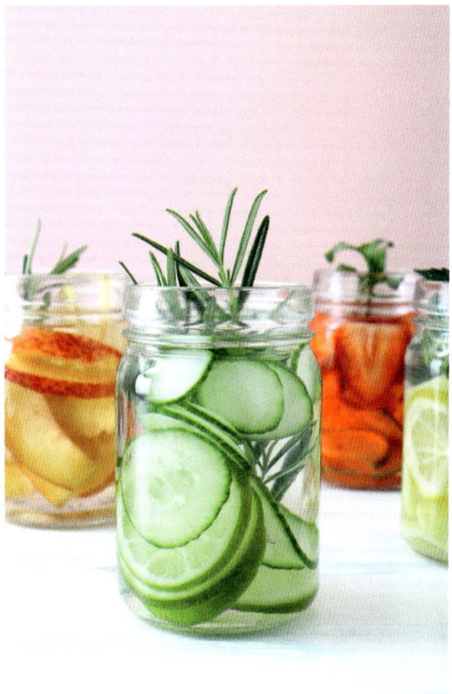

Flüssigkeit zu sich nimmt, entzieht sich seine Lebensgrundlage. Eine ausreichende Flüssigkeitszufuhr ist also jeden Tag viel wichtiger als Essen. Denn über das Trinken nähren wir Körperflüssigkeiten wie Blut und Lymphe. Nur so kann der Stoffwechsel bis hinein in die kleinste Körperzelle gut funktionieren.

Anzeichen einer unzureichenden Trinkmenge kennst du vielleicht selbst: Mundtrockenheit, Durstgefühl, aber auch eine nachlassende Leistungs- und Konzentrationsfähigkeit, Schwindelgefühle, Kreislaufprobleme oder auch Kopfschmerzen.

Dabei hilft Trinken auf Vorrat übrigens nicht. Wichtig ist eine gleichmäßige Flüssigkeitszufuhr, über den Tag verteilt. Trinke auch immer möglichst in kleinen Schlucken, um die Gefäße nicht zu überlasten. Tipp: Studien belegen, wenn man vor dem Essen ein Glas trinkt, isst man automatisch weniger.

TRINKTIPPS

- **Organisiere deine Flüssigkeitszufuhr**! Eine Frau braucht ca. 2 Liter Wasser, ein Mann ca. 2,5 Liter (**siehe Seite 37**). Bei körperlicher Anstrengung und bei Hitze steigt der Bedarf bis auf das Drei- oder Vierfache an.
- **Reines Wasser** ist die Empfehlung Nummer 1. Trinkwasser unterliegt immer der Trinkwasserverordnung und muss bestimmte, kontrollierte Anforderungen erfüllen. Rechtlich gilt Wasser als Lebensmittel und muss hygienisch und chemisch vollkommen einwandfrei sein. Die Wasserqualität in Deutschland ist in den meisten Regionen sehr gut. Erkundige dich bei deinem Wasserwerk.
- **Stell dir am Morgen** schon deine Tagesmenge bereit und hab immer eine Trinkflasche dabei. Auch auf deinem Nachttisch sollte eine Flasche mit Wasser stehen.
- **Plane kurze Arbeitsunterbrechungen** immer auch als Trinkpausen ein!
- **Fülle jedes leere Glas** sofort wieder auf!
- **Führe einmal einen Tag lang** ein Trink-Protokoll und hänge es an deinen Kühlschrank. So checkst du deine Trinkgewohnheiten.
- **Ein Getränk zum Essen** füllt schon einen Teil des Magens, so dass man sich schneller satt fühlt. Beim Maßhalten und Abnehmen kann dieser Nebeneffekt sehr hilfreich sein.
- **Gute Durstlöscher** sind zucker- und energiefreie Getränke. Mineralwasser sowie zuckerfreie Kräuter- und Früchtetees sind eine gute Wahl. Für geschmackliche Abwechslung kann im Sommer ein Spritzer Zitronensaft, frischer Ingwer, Pfefferminze, Zitronenmelisse oder Verbene im Wasser oder Tee sorgen. Auch wasserreiche Lebensmittel wie Tomaten und Gurken können bei Trinkmuffeln zur Flüssigkeitsversorgung beitragen.
- **Ungesüßter Kaffee** ohne Milch dient ebenfalls der Flüssigkeitsversorgung und ist aufgrund der enthaltenen Pflanzenstoffe besonders gesund.

DU DARFST ALLES!

Kartoffeln, Brot, Pasta und Reis schmecken gut als Beilagen, sollten aber sparsamer eingesetzt werden, wenn du abnehmen möchtest und körperlich mäßig aktiv bist. Nimm dann mehr Gemüse oder Salat auf den Teller.

Wenn du dich aber viel bewegst und Sport treibst, kannst du auch mehr Kohlenhydrate essen. Verbiete dir grundsätzlich nichts, das ist kontraproduktiv, weil man dann erst recht Lust auf »Verbotenes« bekommt. Verändere nur die Mengenverhältnisse bei deinen Mahlzeiten.

2. Kohlenhydrate maßvoll genießen

Für die schnelle Energiegewinnung setzt der Körper auf diese Art von Futter. Vor allem Muskeln und Gehirn brauchen Zucker. Den bekommen wir in Form von Einfachzucker, – aus Früchten (Traubenzucker/Glukose und Fruchtzucker/Fruktose), aus Gemüse (Fruktose und/oder Glukose) oder auch Milch und Milchprodukten (Milchzucker/Laktose). Diese Zucker liefern Energie für jede Art von Aktivität und für die Steuerzentrale im Kopf. Einfach- und Zweifachzucker stecken außerdem in Süßigkeiten, süßen Getränken, Gebäck, Marmelade, Honig, aber auch in Konserven (zum Beispiel Essiggurken oder Tomaten) oder Würzsaucen (Ketchup).

Übrigens: Wenn du die Zutatenlisten auf Fertiglebensmitteln liest und es taucht ein Begriff mit der Endung »-ose« auf, dann hast du es immer mit Zucker zu tun. Je weiter vorne der Begriff steht, desto mehr davon ist drin. Alle diese Lebensmittel solltest du deiner Mitte zuliebe entweder ganz streichen oder nur in kleinen Mengen essen.

Langkettige Zucker gelten als gesünder, weil sie in Getreide und Getreideprodukten, Hülsenfrüchten (Linsen, Bohnen, Erbsen, Kichererbsen) und Kartoffeln stecken. Das liegt daran, dass sie – wie Gemüse und wenig süßes Obst – reich an Pflanzenfasern und Ballaststoffen sind, die der Darm als Verdauungshelfer mag. Aber auch diese Zucker lassen den Insulinspiegel nach einer Mahlzeit ansteigen, wenn auch viel langsamer. Und das schont die Bauchspeicheldrüse und sorgt für eine länger anhaltende Sättigung.

Sollten Hülsenfrüchte Blähungen bereiten, ist Cumin (Kreuzkümmel) das ideale Gewürz dagegen.

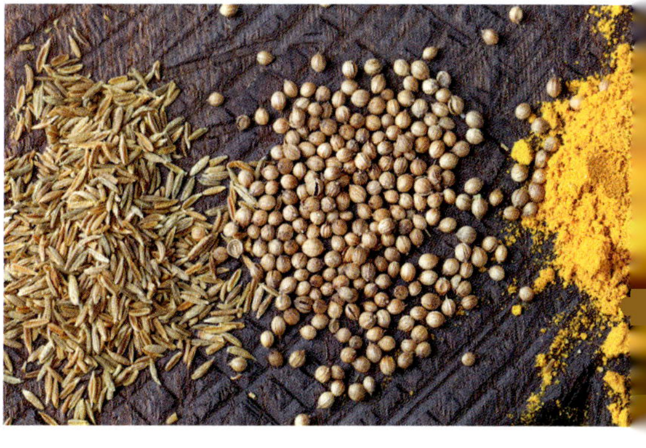

Tatsächlich kann unser Körper auch ohne Kohlenhydrate auskommen. Denn wir können auch aus Eiweiß (aus Eiern, Milch- und Milchprodukten, Fleisch, Geflügel und Fisch) bedarfsgerecht wertvolle Glukose herstellen. Der Vorteil: Eiweiß sättigt gut, macht nicht dick und liefert wertvolle Zellbaustoffe. Andererseits: Fehlen Kohlenhydrate über einen längeren Zeitraum, geht der Körper an die Eiweißreserven aus der Muskulatur und erst dann an die Fettreserven. Deshalb setzt man bei einer gesunden Ernährung heute auf reichlich Gemüse, ausreichend Eiweiß und gesunde Fette und dazu nach Bedarf und Belieben kleinere Portionen an Kartoffeln, Nudeln, Brot und Obst.

SCHLANKMACHER NR. 1

Eiweiß ist ein qualitativ gesehen hochwertiger Energielieferant, liefert aber nicht so schnell wie Kohlenhydrate. Denn bis der Körper das Nahrungseiweiß zerlegt und zu den Zellen gebracht hat, braucht es viel Zeit. Das merkt man unter anderem daran, dass man nach eiweißreichen Mahlzeiten sehr lange satt bleibt. Eiweiß gilt deshalb nicht umsonst als Schlankmacher.

Steinpilze oder Kräuterseitlinge sind gut verdauliche und geschmackvolle Eiweißquellen.

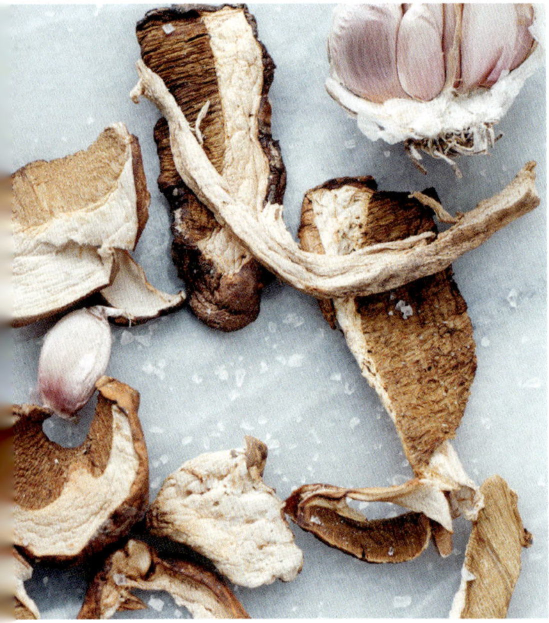

3. Achte auf ausreichend Eiweiß!

Einer der wichtigsten Baustoffe für Zellen, Muskulatur, Knochen, Gewebe, Hormone und Blut ist Eiweiß beziehungsweise seine kleinsten Bestandteile: Aminosäuren sind Lebensbausteine.
Iss deshalb jeden Tag 1 bis 1,2 Gramm Eiweiß pro Kilogramm Körpergewicht, gleichmäßig verteilt auf deine Mahlzeiten.
Bei 70 Kilogramm Körpergewicht entspricht das 70 × 1 bis 70 × 1,2, also 70 bis 84 Gramm Eiweiß pro Tag, das dir aus Nahrungsmitteln zur Verfügung stehen sollte. Ideal zur Versorgung mit Proteinen sind pflanzliche Nahrungsmittel, wie etwa getrocknete Hülsenfrüchte (100 Gramm liefern 22 Gramm

Eiweiß) oder Nüsse. Sie stehen auf der Hitliste der Ernährungsmediziner wegen ihrer zahlreichen Vorzüge und ihrer darmschützenden Wirkung. Danach kommen Fisch, Geflügel, Eier, Milchprodukte und zum Schluss rotes Fleisch, die pro 100 Gramm etwa 20 Gramm Eiweiß liefern.

In der folgenden Aufzählung findest du die Toplieferanten unter den eiweißhaltigen Lebensmitteln. Hier siehst du, wie viel du von einem Produkt essen musst, um 20 Gramm davon aufzunehmen:

- Algen (getrocknet) 30 g
- Parmesan 55 g
- Putenbrustfilet 75 g
- Lammfilet 75 g
- Sonnenblumenkerne 75 g
- Schnittkäse 90 g
- Rind, Kalb 100 g
- Thunfisch 100 g
- Zander 100 g
- Bohnen (getrocknet) 100 g
- Garnelen 105 g
- Mozzarella 110 g
- Hering, Lachs 110 g
- Mandeln 110 g
- Magerquark 115 g
- Cashewnüsse 115 g
- Kabeljau 120 g
- Tintenfisch 130 g
- Amarant 135 g
- Walnüsse 150 g
- Sojabohnen (Tofu) 165 g
- Linsen (Dose) 330 g

4. Vergiss nicht die gesunden Fette

Fette liefern bereits in geringen Mengen viel Energie. Aber: Bestimmte Fette oder Öle musst du regelmäßig essen, denn sie erfüllen wie Eiweiß Sonderfunktionen im Körper. Fette sind Bauteile für Struktur- und Zellmembranen oder für Hormone, schützen die inneren Organe und helfen dabei, fettlösliche Vitamine (A, D, E und K) aufzunehmen. Wichtig: Das Verhältnis von Qualität und Quantität muss bei der Fettzufuhr stimmen.

Gesundheitlich wertvoll sind einfach ungesättigte Fettsäuren aus Oliven- oder Rapsöl. Sie stecken auch in Nüssen (Mandeln, Cashews und Haselnüssen). Ebenso wichtig sind die mehrfach ungesättigten Fettsäuren (vor allem die Omega-3-Fettsäuren) aus Meeresfisch (Lachs, Hering, Makrele) und Lein- oder Sojaöl. 60 bis 90 Gramm sollten es pro Tag sein. Neuere Studien haben gezeigt, dass Menschen, die viele gute Fette zu sich nehmen, am wenigsten Übergewicht entwickeln. Wer jedoch auf Fett verzichtet und viele Kohlenhydrate verzehrt, nimmt eher zu.

Fette spielen auch bei der Regulation des Blutzuckerspiegels eine wichtige Rolle. Wenn du Kohlenhydrate mit Fetten und Ölen isst, zum Beispiel ein frisches Baguette oder auch eine Portion Spaghetti mit Olivenöl, dann steigt der Glukosewert im Blut langsamer an. Denn die Kohlenhydrate werden langsamer zerlegt, da auch das Fett verdaut werden muss. Trotzdem gilt beim Abnehmen: Kohlenhydrate im Auge behalten!

> **SCHLANKMACHER NR. 2**
> Eine Studie der Universität Gießen hat gezeigt, dass eine Mischung aus Omega-3-Fettsäuren und MCT (aus Kokosfett und Palmkernöl) den Stoffwechsel der Leber anregt und dafür sorgt, dass Speicherfett schneller verbrannt wird. Außerdem sorgen die beiden Fettarten auch noch für bessere Blutwerte: Triglyzeride und das schlechte LDL-Cholesterin sinken.

5. Übe dich im Intervallfasten

Essenspausen einhalten gehört genauso wie das Fett für Notzeiten speichern zu unserem biologischen Überlebensprogramm.

Im Lauf der Jahrhunderte sind viele Formen von bewussten »Essenspausen« entstanden, um stundenweise den Körper, den Kopf und die Psyche zu entlasten. Chronobiologen, die mit der Erforschung der inneren Uhr des Menschen befasst sind, konnten sogar feststellen, dass wir bei einem gesunden Stoffwechsel nur etwa alle vier Stunden tagsüber hungrig werden. Und nachts kommen wir während des Schlafs auch mehrere Stunden problemlos ohne Essen aus.

Das sogenannte Intervallfasten hat sich mittlerweile zu einem echten Abnehmtrend entwickelt, da es einfacher ist als jede Diät und man trotzdem immer wieder essen darf und soll. Es gibt verschiedene Methoden: Man kann zum Beispiel wählen zwischen fünfstündigen Pausen zwischen den Hauptmahlzeiten und zwischen 16, 18 oder 20 Stunden Essensverzicht. Also kann man über den Tag entweder acht, sechs oder auch nur vier Stunden etwas zu sich nehmen, wie man es mag und gut aushält.

Essenspausen von fünf Stunden sind die kleinste Intervallfasteneinheit. Wer sonst gerne snackt oder kalorienreiche Getränke (Smoothies, Schorlen, Säfte, Limo) zwischen den Hauptmahlzeiten zu sich nimmt, kann mit dieser Pause viel für seine Stoffwechselbalance und einen ausgeglichenen Blutzucker- und Insulinspiegel tun.

Falls es am Anfang noch schwierig sein sollte mit Durchhalten, darfst du dazwischen diese kalorienarmen Kleinigkeiten zu dir nehmen, die den Hunger sofort stillen:

- 1 hart gekochtes Ei
- 1 Becher Hüttenkäse oder Magerquark mit Gewürzen oder Kräutern (nach Belieben)
- 1 Becher Ajvar (türkisches Joghurtgetränk)
- 1 Becher Kefir
- 1 kleine Handvoll Nüsse
- Gemüserohkost (Möhren, Selleriestangen, Gurken, Tomaten, Paprikaschoten)
- 1 kleine Handvoll grüne Oliven
- 1 großes Glas Wasser oder eine Tasse Tee

Aber keine Sorge, du gewöhnst dich schnell daran. Fasten kann jeder und die Kurzzeitpausen tun einfach gut, machen dich wach und konzentriert und dein Körper lebt in der Zwischenzeit von den Reserven.

DIE BESTEN LEBENSMITTEL

Diese Zutaten machen deine Genussküche noch geschmackvoller, sind gut für deine Gesundheit und kurbeln ganz nebenbei auch noch den Stoffwechsel im Bauch an.

- **Algen** – sind eine Basiszutat der japanischen Küche. Sie enthalten reichlich Vitamin C und B-Vitamine, sättigende Ballaststoffe und Jod für eine gesunde Schilddrüse. Die kurbeln den Stoffwechsel an und machen wach und fit.
- **Chilischoten** – Das darin enthaltene Capsaicin macht warm und sorgt so für einen höheren Energieverbrauch.
- **Ei** – Der hierin enthaltene Eiweißbaustein Methionin ist für die Produktion des Stresshormons Adrenalin notwendig, das den Fettabbau anregt.
- **Fisch** – Meeresfisch ist reich an dem Spurenelement Jod, dem Bestandteil der Schilddrüsenhormone, die die Wärmeproduktion und den Stoffwechsel anregen. Außerdem finden sich darin wertvolle Omega-3-Fettsäuren. Diese senken den LDL-Cholesterinspiegel und die Blutfettwerte und regulieren den Appetit. Außerdem schleusen sie mit mittelkettigen Triglyzeriden (MCT) Fettsäuren aus den Depots, um in den Leberzellen verbrannt zu werden. Tipp: Wenn du den Abnehmerfolg beschleunigen willst, iss mehr Fisch und weniger Fleisch.
- **Haferkleie** – Mit etwa 30 Gramm Haferkleie pro Tag (das sind 2 Esslöffel, beispielsweise zum Frühstück) kannst du effektiv das schädliche LDL-Cholesterin senken. Zudem enthält die Kleie reichlich Ballaststoffe, die sättigen und verdauungsanregend wirken.
- **Ingwer** – Die Wurzel einer tropischen Staude duftet und schmeckt feurig-scharf. Ingwer wirkt schmerzlindernd, entzündungshemmend und gegen Übelkeit. Hervorragend passt er zu asiatischen Gerichten und Currys. Tipp: Ein paar Scheiben frischen Ingwer mit kaltem Wasser übergießen und ziehen lassen. Eine Erfrischung mit stoffwechselanregender Wirkung.

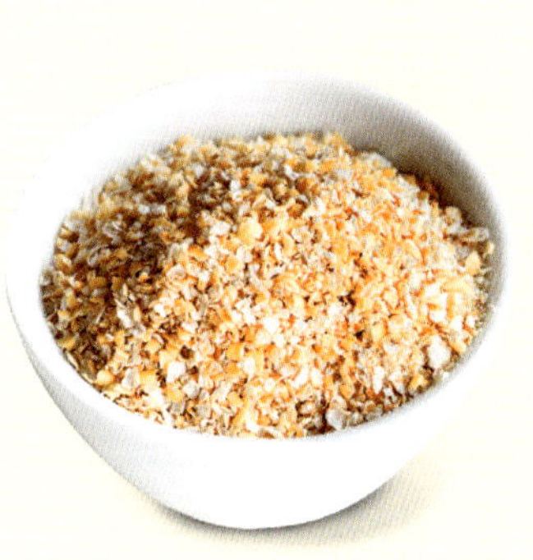

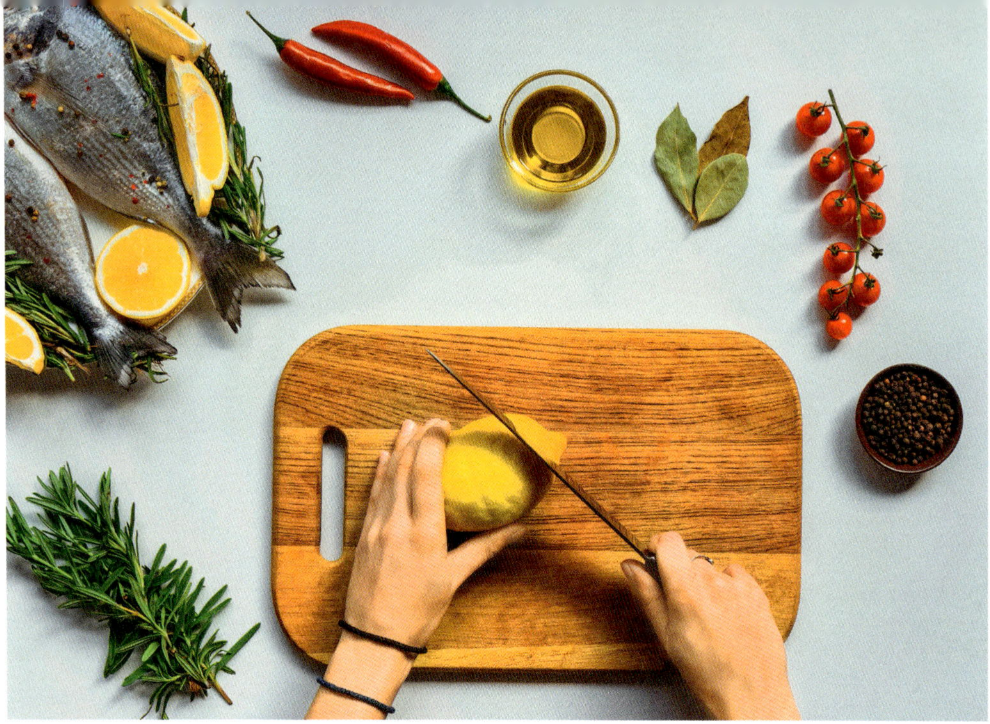

GENUSSREZEPTE FÜR DICH

Alle Mahlzeiten auf den folgenden Seiten sind zum Abnehmen geeignet und schnell zubereitet. Sie sind immer für eine Person berechnet. Achte darauf, dass du kohlenhydratreichere Rezepte eher morgens und mittags isst, dann verbrennst du die Energie durch Alltagsaktivität (plus Yoga!). Wenn du abends wenig bis keine Kohlenhydrate isst, schläfst du trotzdem satt ein. Denn alle Rezepte beinhalten eiweißreiche Zutaten. Und die sind, in der richtigen Menge, gut für dich und deinen flachen Bauch. Nicht vergessen: Zwischen deinen drei Hauptmahlzeiten halte Intervallfastenpausen von fünf Stunden ein. Solltest du anfangs zwischendurch Hunger bekommen, greife zu kalorienarmen Snacks **(siehe Seite 50)**, einer Tasse Tee oder einem großen Glas Wasser.

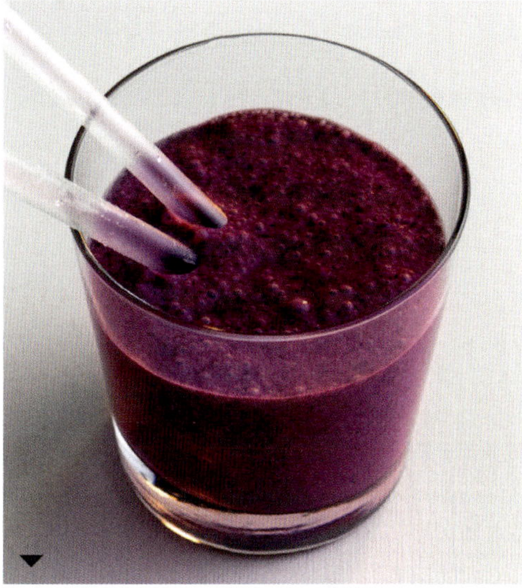

KIRSCH-KOKOS-DRINK

80 g TK-Schattenmorellen (oder aus dem Glas) • 1 EL Kokosraspel • 150 ml ungesüßte Kokosmilch (Dose) • 5 EL Milch oder Sojadrink • 1 TL Limettensaft • flüssiger Süßstoff nach Belieben

Für 1 Person • 10 Min. Zubereitung
Pro Portion: 136 kcal, 3 g E, 8 g F, 10 g KH

1. Die Kirschen gegebenenfalls antauen lassen, dann mit Kokosraspeln und Kokosmilch im Mixer oder mit dem Pürierstab cremig mixen.
2. Milch und Limettensaft dazugeben, nach Belieben mit Süßstoff abschmecken und nochmals alles kurz durchmixen. Den Drink in ein hohes Glas füllen und mit Kokosraspeln bestreuen.

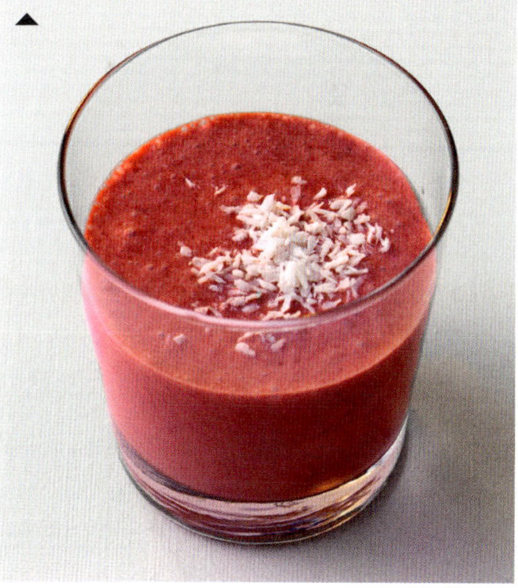

BLAUBEER-SHAKE

60 g Blaubeeren • 2 TL Zitronensaft • 1 EL feine Dinkelkleie • 150 ml Buttermilch • 2 EL Sahne • flüssiger Süßstoff nach Belieben

Für 1 Person • 10 Min. Zubereitung
Pro Portion 160 kcal, 8 g E, 8 g F, 12 g KH

1. Die Blaubeeren kurz abbrausen und verlesen. Mit Zitronensaft, Kleie und Buttermilch im Mixer oder mit dem Pürierstab ganz fein zerkleinern.
2. Die Sahne zufügen, mit Süßstoff süßen und alles noch mal kurz durchmixen.
3. Den Drink in ein hohes Glas gießen und mit einem dicken Trinkhalm servieren.

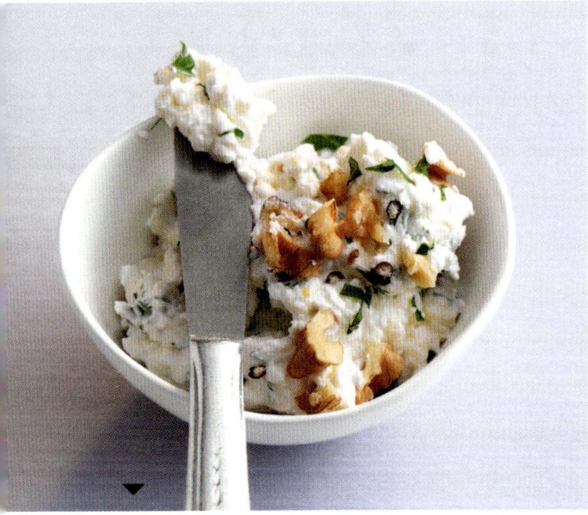

AVOCADOCREME

½ kleine reife Avocado (ca. 100 g) • 1 EL Limettensaft • 50 g Mascarpone • 1 kleine Frühlingszwiebel • Salz, schwarzer Pfeffer • Cayennepfeffer • Abrieb von ½ Bio-Limette

Für 1 Person • 15 Min. Zubereitung
Pro Portion 207 kcal, 2 g E, 21 g F, 1 g KH

1. Die Avocado entkernen, das Fruchtfleisch aus der Schale löffeln und grob zerteilen. Mit Limettensaft und Mascarpone zu einer glatten Creme pürieren.
2. Die Frühlingszwiebel waschen, putzen und in kleine Ringe oder Würfel schneiden und unter die Creme heben. Mit Salz, Pfeffer, Cayennepfeffer und der Limettenschale würzig abschmecken.
3. Pur oder als Aufstrich genießen.

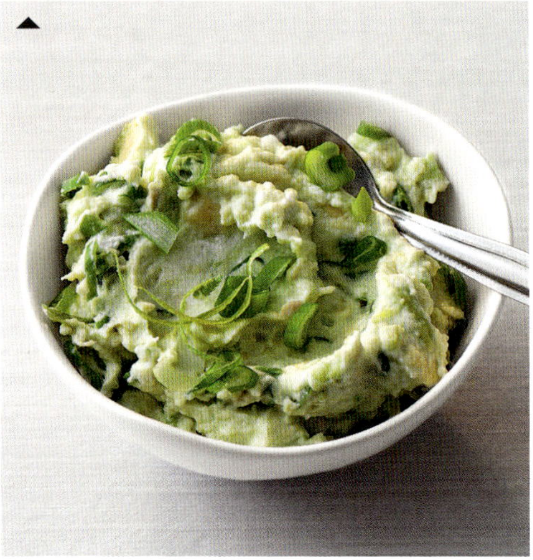

SCHAFSKÄSE-AUFSTRICH

50 g Schafskäse • 2 EL Speisequark • einige Kräuterstängel (z. B. Basilikum, Petersilie, Kerbel) • 4 Walnusskerne • 1 kleine Knoblauchzehe (nach Belieben) • Salz, schwarzer Pfeffer

Für 1 Person • 15 Min. Zubereitung
Pro Portion 210 kcal, 7 g E, 19 g F, 3 g KH

1. Den Schafskäse mit einer Gabel zerdrücken und mit dem Quark glatt rühren. Kräuter waschen, trocken schütteln und die Blättchen abzupfen. Kräuter und Nüsse fein hacken. Alles zusammen unter die Käsecreme mischen.
2. Den Knoblauch abziehen, fein würfeln und unterheben. Die Mischung mit Salz und Pfeffer würzen.
3. Pur oder als Aufstrich genießen.

BIRCHERMÜSLI

IDEAL ZUM MITNEHMEN

6 EL kernige Haferflocken (ca. 45 g) • 125 ml Nussdrink • 20 g getrocknete Aprikosen • 15 g getrocknete Cranberrys (oder Rosinen) • 3 EL geschlagene Sahne • 10 gehackte Cashewkerne • 1 mittelgroße Banane • 1 Kiwi

Für 1 Person • 15 Min. Zubereitung • 12 Std. Quellzeit
Pro Portion 650 kcal, 12 g E, 22 g F, 103 g KH

1. Haferflocken über Nacht in dem Nussdrink einweichen. Die Aprikosen klein schneiden und mit den Cranberrys, der Sahne und den Cashewkernen zu den Flocken geben und unterrühren.
2. Die Banane schälen, in Scheiben schneiden oder mit einer Gabel zerdrücken. Die Kiwi schälen, längs halbieren und quer in Scheiben schneiden. Zum Müsli geben und untermischen.

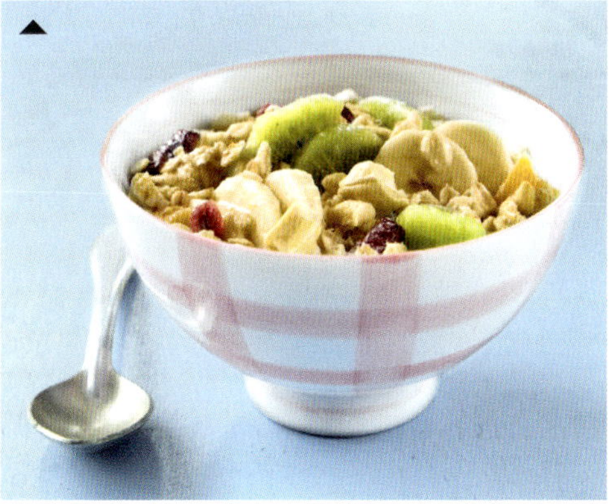

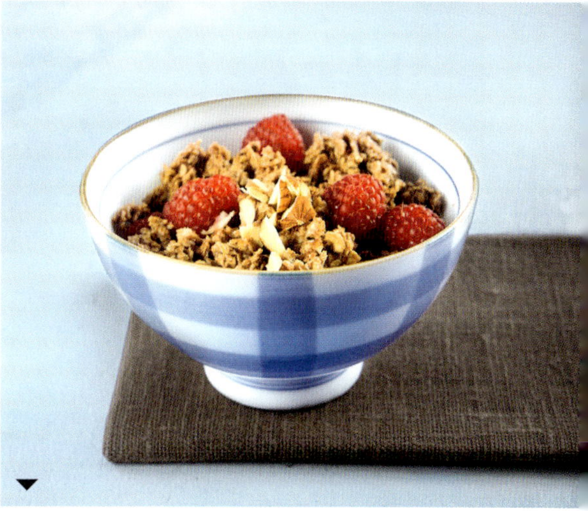

HIMBEER-HAFERBREI

300 ml Sojadrink • 2 TL Vanillezucker • 150 g blütenzarte Haferflocken • 1 TL dunkles Kakaopulver • 100 g TK-Himbeeren • 1 TL gehackte Haselnüsse

Für 1 Person • 10 Min. Zubereitung
Pro Portion 775 kcal, 3 g E, 22 g F, 108 g KH

1. Den Sojadrink mit dem Vanillezucker in einen Topf geben und bei mittlerer Hitze aufkochen lassen. Die Haferflocken einrühren und den Topf vom Herd nehmen.
2. Das Kakaopulver und die gefrorenen Himbeeren unterrühren und den Haferbrei noch 5 Min. zugedeckt quellen lassen, bis die Himbeeren aufgetaut sind. Mit gehackten Haselnüssen bestreut servieren.

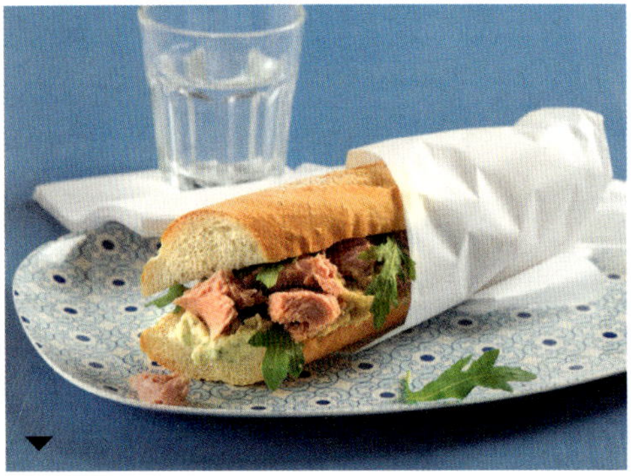

THUNFISCH-SANDWICH

IDEAL ZUM MITNEHMEN

1 Frühlingszwiebel • 100 g weiße Bohnen (Dose) • 1 TL Olivenöl • Salz, Pfeffer • 1 TL gehackte TK-Petersilie • ½ Handvoll Rucola • 125 g Thunfisch im eigenen Saft (Dose) • 1 Mini-Baguette

Für 1 Person • 10 Min. Zubereitung
Pro Portion 686 kcal, 56 g E, 6 g F, 100 g KH

1. Frühlingszwiebel putzen, waschen und in Ringe schneiden. Bohnen, Frühlingszwiebeln, Öl, Salz, Pfeffer und Petersilie mit dem Stabmixer glatt pürieren. Nach Belieben mit Salz und Pfeffer würzig abschmecken.
2. Rucola waschen und gut trocken schütteln. Thunfisch abtropfen lassen und mit einer Gabel zerpflücken. Das Baguette aufschneiden. Das Bohnenpüree auf die untere Brothälfte streichen, Thunfisch und Rucola darauf verteilen und die obere Brothälfte auflegen.

SESAM-FILET-SANDWICH

IDEAL ZUM MITNEHMEN

100 g Hähnchenschnitzel • Salz, schwarzer Pfeffer • 2 EL Sesamsamen • 1 EL Olivenöl • 1 Mini-Baguette • 40 g Kräuterfrischkäse • 1 Prise Chiliflocken • 2 große Salatblätter • 3 Tomatenscheiben

Für 1 Person • 10 Min. Zubereitung
Pro Portion 709 kcal, 42 g E, 20 g F, 89 g KH

1. Das Schnitzel kalt abwaschen, abtrocknen und flach klopfen. Mit Salz und Pfeffer würzen, im Sesam wenden und andrücken. Das Öl erhitzen und das Schnitzel darin von jeder Seite 2 Min. braten.
2. Das Baguette aufschneiden. Frischkäse mit Chili würzen und auf die Brothälften streichen. Gewaschene Salatblätter auf die untere Hälfte legen, darauf das Schnitzel und die Tomatenscheiben und mit der oberen Brothälfte abdecken.

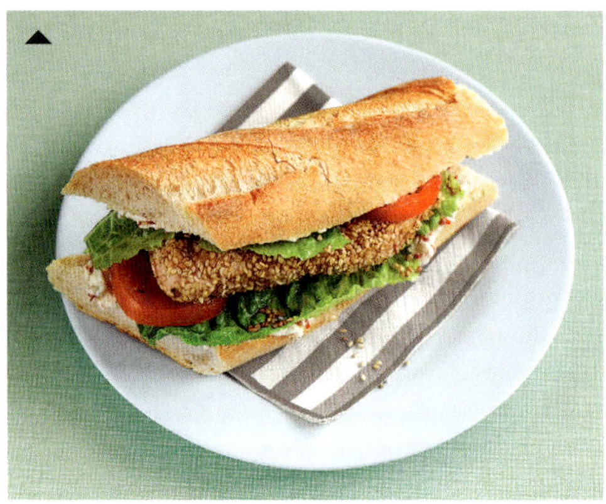

ITALO-WRAPS

IDEAL ZUM MITNEHMEN

½ kleine Zwiebel • 1 große Tomate • ½ Paprikaschote • ½ Handvoll Rucola • 25 g Taleggio (oder ein anderer milder Weichkäse) • 3 Tortillas (Weizenfladen; Fertigprodukt) • 2 EL grünes Pesto (Glas) • 50 g hauchdünne Fenchelsalami

Für 1 Person • 15 Min. Zubereitung
Pro Portion 685 kcal, 27 g E, 27 g F, 81 g KH

1. Die Zwiebel abziehen und in feine Ringe schneiden. Tomate waschen, von Stielansatz und Kernen befreien und in Scheiben schneiden. Die Paprikaschote waschen, putzen, entkernen und in lange Streifen schneiden. Den Rucola waschen, verlesen und trocken schütteln. Den Taleggio in kleine Stücke würfeln.
2. Die Tortillas ausbreiten und in der Mitte mit etwas Pesto bestreichen. Alle Zutaten und die Salamischeiben in der Mitte auf den Fladen verteilen. Die unteren Tortillaränder nach oben über die Füllung klappen und den Fladen von der Seite her aufrollen.

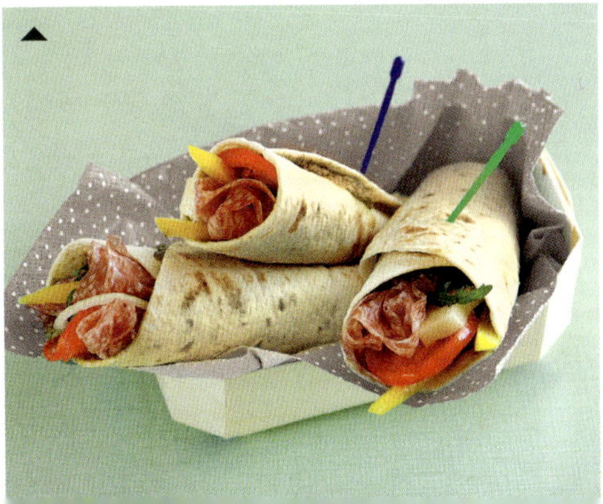

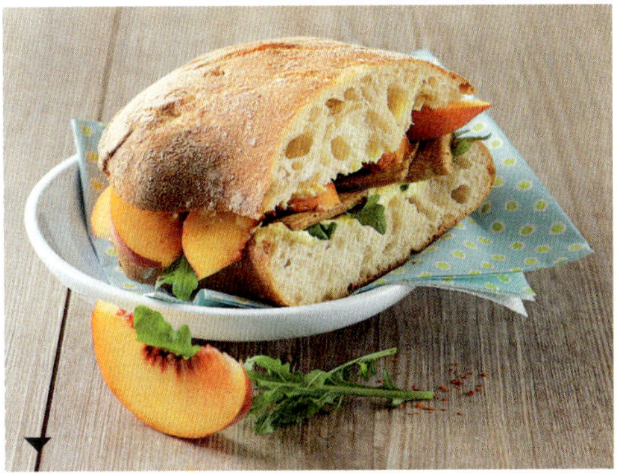

PFIRSICH-TOFU-SANDWICH

IDEAL ZUM MITNEHMEN

1 nicht zu weicher Pfirsich • 125 g fester Tofu • 1 TL Öl • 1 Prise Chiliflocken • Salz, schwarzer Pfeffer • 50 g Frischkäse (12 % Fett) • ½ TL Currypulver • 1 Ciabatta-Brötchen • ½ Handvoll Rucola

Für 1 Person • 20 Min. Zubereitung
Pro Portion 731 kcal, 36 g E, 21 g F, 98 g KH

1. Den Pfirsich waschen, abtrocknen, entsteinen und in dünne Spalten schneiden. Tofu in 2 dünne Scheiben schneiden. Das Öl erhitzen und den Tofu darin von jeder Seite 1 Min. braten, dabei mit Chili, Salz und Pfeffer würzen und abkühlen lassen.
2. Frischkäse mit Curry, Salz und Pfeffer verrühren. Das Brötchen halbieren und die Hälften damit bestreichen. Den Rucola auf die untere Hälfte streuen. Mit Tofuscheiben und Pfirsichspalten belegen und mit der oberen Brötchenhälfte abdecken.

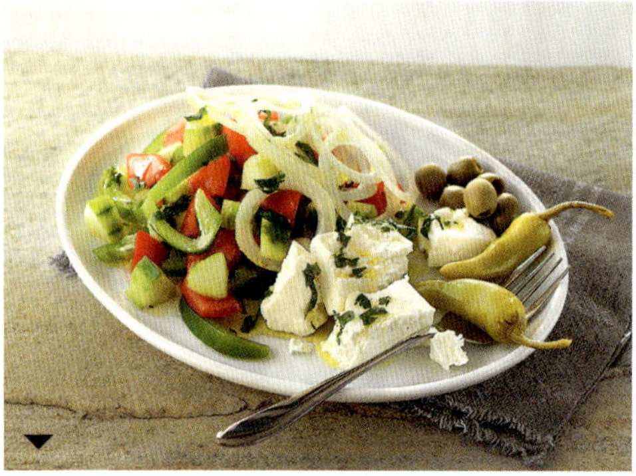

GRIECHISCHER SALAT

IDEAL ZUM MITNEHMEN

1 Tomate • ¼ Bio-Salatgurke • ½ Gemüsezwiebel • ½ grüne Paprikaschote • 4 Stängel glatte Petersilie • Salz • Pfeffer • 1 EL Weißweinessig • 1 EL Olivenöl • 1 EL Gemüsebrühe • 2 eingelegte Peperoni • 5 Oliven • 100 g fettarmer Schafskäse (Feta)

Für 1 Person • 15 Min. Zubereitung
Pro Portion 362 kcal, 22 g E, 23 g F, 15 g KH

1. Das Gemüse waschen und putzen. Tomate und Gurke entkernen und klein würfeln. Die Zwiebel abziehen und in feine Ringe schneiden. Die Paprika in schmale Streifen schneiden.
2. Die Petersilie waschen und trocken schütteln, die Blättchen abzupfen und klein schneiden. Mit Salz, Pfeffer, Essig, Öl und Brühe mischen.
3. Peperoni und Oliven mit dem Gemüse anrichten, den Schafskäse zerbröckeln und dazugeben, mit dem Dressing beträufeln.

ASIA-SALAT

IDEAL ZUM MITNEHMEN

1 Hähnchenbrustfilet • 1 cm Ingwerwurzel • 4 TL Tamari • 100 g Salatgurke • 1 Karambole • 1 rote Chilischote • ½ TL Currypulver • 1 EL Apfelessig • Pfeffer • 1 ½ EL Olivenöl • 1 EL gehackte Erdnusskerne • 3 Stängel Koriander

Für 1 Person • 25 Min. Zubereitung
Pro Portion 434 kcal, 38 g E, 23 g F, 15 g KH

1. Das Filet würfeln. Ingwer schälen und klein würfeln, mit 2 TL Tamari untermischen.
2. Die Gurke schälen und die Karambole waschen, in Scheiben schneiden und auf einen Teller legen. Chilischote entkernen und in Streifen schneiden, mit Essig, 2 TL Tamari, Pfeffer, Curry und 1 EL Öl verrühren und über den Salat geben.
3. Das übrige Öl erhitzen und darin das Fleisch mit den Nüssen unter Rühren 2 Min. braten. Marinade einkochen, die Fleisch-würfel auf den Salat geben. Mit Koriander bestreuen.

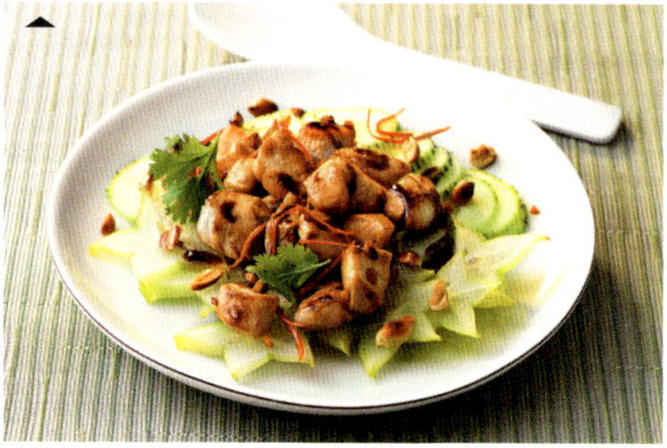

FELDSALAT MIT AUSTERNPILZEN

100 g Austernpilze • 2 EL Olivenöl • 150 g Feldsalat • 50 ml Gemüsebrühe • 3 EL Himbeeressig • 1 TL Senf • Salz, schwarzer Pfeffer • 100 g Emmentaler • 1 Pck. gemischte TK-Kräuter

Für 1 Person • 20 Min. Zubereitung
Pro Portion 304 kcal, 18 g E, 23 g F, 2 g KH

1. Die Pilze mit einem feuchten Tuch abreiben und putzen. 1 EL Öl in einer beschichteten Pfanne erhitzen, die Pilze darin rundum 5 Min. braten.
2. Den Salat waschen, trocken schleudern und verlesen. Die Brühe mit übrigem Öl, Essig und Senf verrühren und mit Salz und Pfeffer würzen.
3. Den Käse würfeln. Die Pilze mit Salz, Pfeffer und Kräutern würzen. Den Feldsalat anrichten, den Käse, die heißen Pilze und den Sud darübergeben.

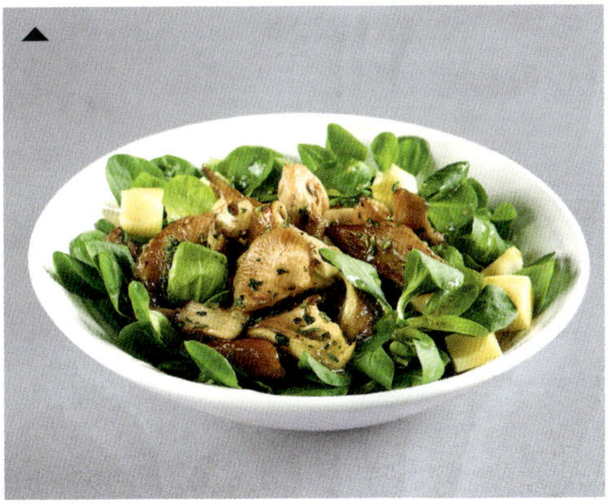

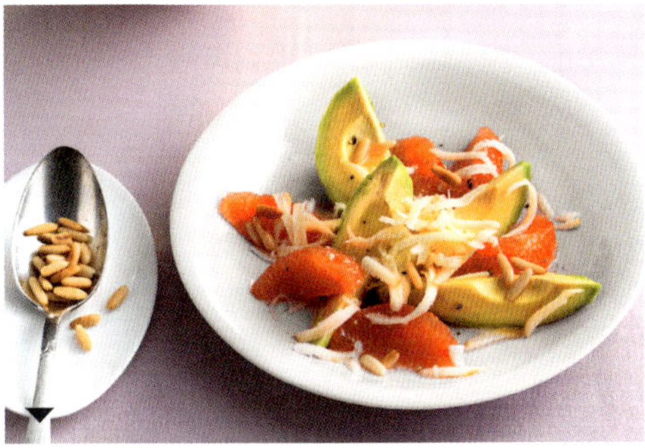

AVOCADO-GRAPEFRUIT-SALAT

SCHMECKT AUCH ALS FRÜHSTÜCK

1 EL Pinienkerne • ½ rosa Grapefruit • Salz, schwarzer Pfeffer • 2 TL Walnussöl • ½ reife Avocado • 20 g Scamorza (geräucherter Mozzarella, wahlweise 50 g Ziegenfrischkäse)

Für 1 Person • 20 Min. Zubereitung
Pro Portion 510 kcal, 8 g E, 47 g F, 12 g KH

1. Die Pinienkerne in einer heißen Pfanne ohne Fett rösten, bis sie duften. Vom Herd nehmen und abkühlen lassen.
2. Die Grapefruithälfte schälen und die weiße Haut vollständig entfernen. Das Fruchtfleisch aus den Trennhäutchen lösen und den Saft auffangen. Diesen mit Salz, Pfeffer und Öl verrühren. Den Kern aus der Avocado lösen und das Fruchtfleisch in Spalten schneiden.
3. Beides auf einen Teller geben, die Marinade darüberträufeln. Scamorza fein schneiden und mit Pinienkernen bestreuen.

PUTEN-VITELLO

1 Zucchino • 1 EL Olivenöl • ½ Dose Thunfisch im eigenen Saft (75 g) • 1 Sardellenfilet • 50 g saure Sahne • Salz, weißer Pfeffer • 1 EL kleine Kapern (Glas) • 100 g Putenbrustaufschnitt in dünnen Scheiben • 2 Artischockenböden (Glas)

Für 1 Person • 20 Min. Zubereitung
Pro Portion 363 kcal, 57 g E, 13 g F, 5 g KH

1. Den Zucchino waschen, putzen und in Scheiben schneiden. Im heißen Öl auf beiden Seiten 10 Min. goldbraun braten.
2. Den Thunfisch abtropfen lassen, mit dem Sardellenfilet und der sauren Sahne pürieren. Mit Salz und Pfeffer würzen und die Kapern unterrühren.
3. Die Putenbrust auf einem Teller anrichten, die Thunfischsauce darüberlöffeln. Zucchini salzen und pfeffern und mit den Artischocken dazulegen.

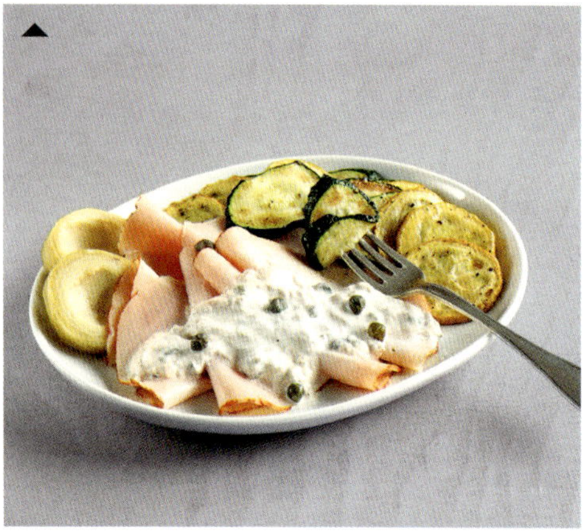

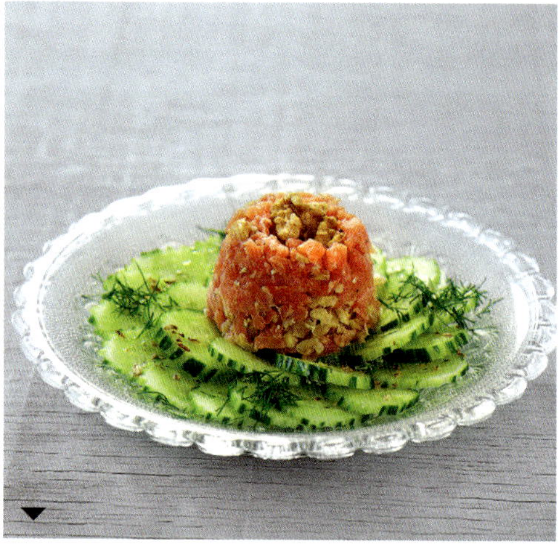

LACHSTATAR AUF GURKE

100 g Räucherlachs • 20 g Walnusskerne • 1 EL Zitronensaft • weißer Pfeffer • ½ Salatgurke • 1 EL Walnussöl • 3 EL Weißweinessig • 3 EL Gemüsebrühe • Salz • ½ TL Fenchelpulver • 4 Dillstängel

Für 1 Person • 25 Min. Zubereitung
Pro Portion 312 kcal, 21 g E, 23 g F, 5 g KH

1. Den Lachs fein würfeln. Die Nüsse klein hacken. Beides mit Zitronensaft vermischen und pfeffern.
2. Die Gurke waschen, schälen, in dünne Scheiben schneiden und dachziegelartig auf einen Teller legen. Öl, Essig und Brühe verrühren, mit Salz, Pfeffer und Fenchel würzen. Über die Gurken träufeln.
3. Das Lachstatar in einer Tasse formen und auf die Gurken stülpen. Dill waschen, abzupfen und darüberstreuen.

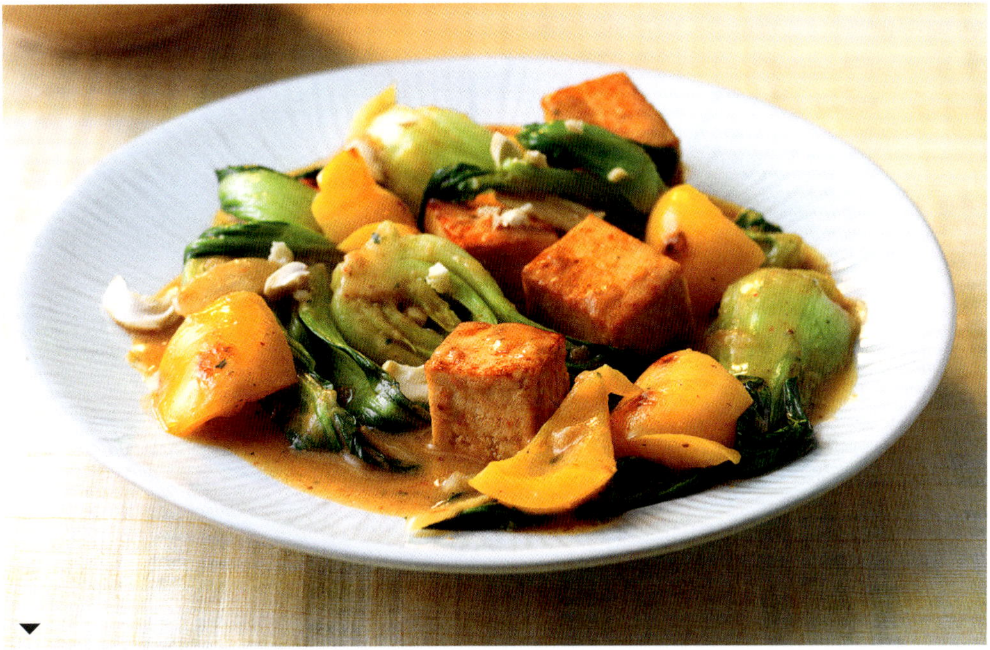

THAI-TOFUCURRY MIT PAK CHOI

150 g Baby-Pak Choi • 1 kleine gelbe Paprikaschote • 150 g Tofu • 1 Schalotte • 1 Knoblauchzehe • 1 EL Öl • 1 TL rote Thai-Currypaste • 100 ml Gemüsebrühe • 5 EL ungesüßte Kokosmilch (Dose) • 1 EL Fischsauce • Salz • 1–2 TL Limettensaft • ½ gestr. TL Johannisbrotkernmehl (Reformhaus) • 1 EL gehackte Cashewkerne

Für 1 Person • 25 Min. Zubereitung
Pro Portion 293 kcal, 19 g E, 22 g F, 4 g KH

1. Den Pak Choi waschen und längs halbieren oder vierteln. Die Paprikaschote waschen, putzen, entkernen und in 1,5 cm große Stücke schneiden. Tofu 2 cm groß würfeln. Schalotte und Knoblauch abziehen und in feine Scheiben schneiden.
2. Das Öl in einer großen Pfanne oder einem Wok erhitzen. Tofu und Schalotten darin 2–3 Min. scharf anbraten, Paprika dazugeben und 3 Min. mitbraten. Knoblauch und Currypaste einrühren, mit Brühe und Kokosmilch aufgießen. Pak Choi einlegen und zugedeckt alles 3–4 Min. schmoren. Mit Fischsauce, wenig Salz und Limettensaft abschmecken und mit Johannisbrotkernmehl binden. Mit Cashewkernen bestreut servieren.

KRÄUTEROMELETT

1 kleiner Kopf Radicchio • ½ rote Zwiebel • 1 EL Olivenöl • 3 Eier (M) • ½ Pck. TK-Kräuter • Salz, weißer Pfeffer • 1 TL Butter • 1 EL heller Aceto balsamico

Für 1 Person • 20 Min. Zubereitung
Pro Portion 293 kcal, 19 g E, 22 g F, 4 g KH

1. Radicchio waschen, putzen und längs so vierteln, dass die Stücke am Strunk noch zusammenhängen. Die Zwiebel abziehen und fein würfeln. Öl in der Pfanne erhitzen, Radicchio und Zwiebeln darin unter Rühren 5–10 Min. braten.
2. Die Eier verquirlen, Kräuter, Salz und Pfeffer unterrühren. Butter in einer breiten Pfanne schmelzen lassen, die Eier hineingeben und zugedeckt bei schwacher Hitze ca. 5–8 Min. stocken lassen.
3. Das Omelett in Tortenstücke schneiden und mit dem Radicchio anrichten. Den Balsamico über den Salat träufeln.

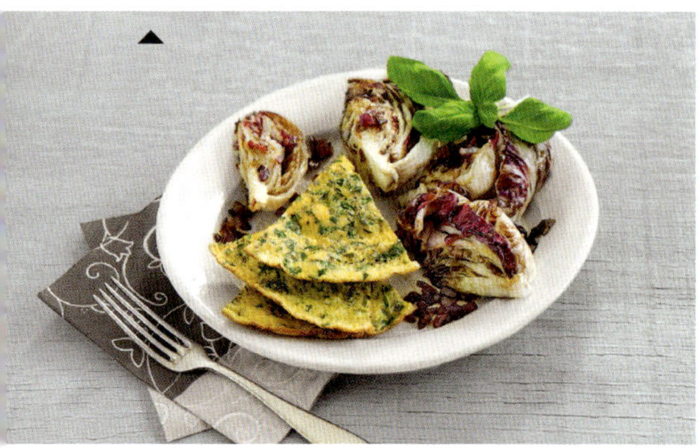

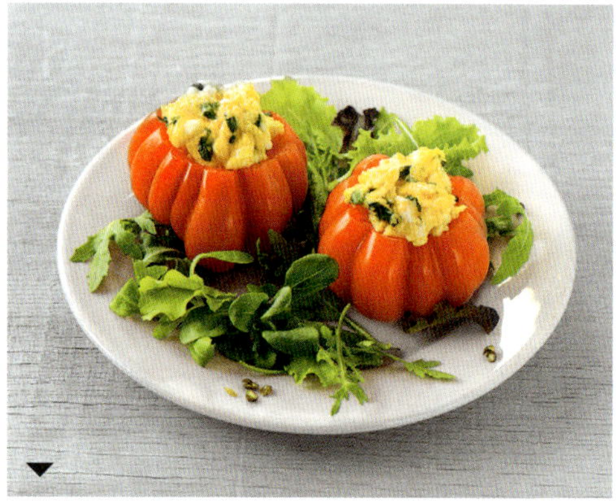

RÜHREI IN PFEFFER-TOMATE

2 Fleischtomaten • 2 TL eingelegter grüner Pfeffer • Salz • schwarzer Pfeffer • 3 Eier • ½ Pck. TK-Basilikum • 1 TL Butter • 1 Handvoll Feld- oder Pflücksalat

Für 1 Person • 25 Min. Zubereitung
Pro Portion 306 kcal, 21 g E, 20 g F, 10 g KH

1. Die Tomaten waschen und die Stielansätze keilförmig herausschneiden. Mit einem Teelöffel vorsichtig aushöhlen.
2. Den grünen Pfeffer abtropfen lassen, mit einem Messer hacken und mit Salz und Pfeffer in die Tomaten streuen.
3. Eier, Basilikum und etwas Salz verquirlen. Die Butter in einer Pfanne aufschäumen und das Ei darin zum Rührei backen.
4. Den Salat waschen und trocken schleudern. Das Rührei in die Tomaten löffeln und den Salat dazu anrichten.

ZITRONENHÄHNCHEN AUF GEMÜSE

½ Bio-Zitrone • 2 Knoblauchzehen • 2 EL Olivenöl • 2 TL getr. Oregano • Salz, schwarzer Pfeffer • 1 Hähnchenbrustfilet • je ½ rote und grüne Paprikaschote • 1 rote Zwiebel • 75 g kleine Champignons • 1 EL Pinienkerne

Für 1 Person • 20 Min. Zubereitung • 30 Min. Garzeit
Pro Portion 350 kcal, 42 g E, 17 g F, 8 g KH

1. Den Ofen auf 200° vorheizen. Für die Marinade die Zitrone heiß abwaschen und abtrocknen, die Schale fein abreiben und den Saft auspressen. Die Knoblauchzehe abziehen und mit der Presse zerdrücken. Alles mit Olivenöl, Oregano, Salz und Pfeffer verrühren.
2. Das Filet abwaschen, abtrocknen und in der Marinade wenden. Abtropfen lassen und in eine ofenfeste Form legen.
3. Die Paprikaschoten waschen, entkernen und in Streifen schneiden. Die Zwiebel abziehen und in schmale Streifen schneiden. Die Pilze mit einem feuchten Tuch abreiben. Alles in der Marinade wenden und zum Fleisch in die Form geben. Die Pinienkerne darüberstreuen.
4. Im Ofen (Mitte) in ca. 30 Min. garen.

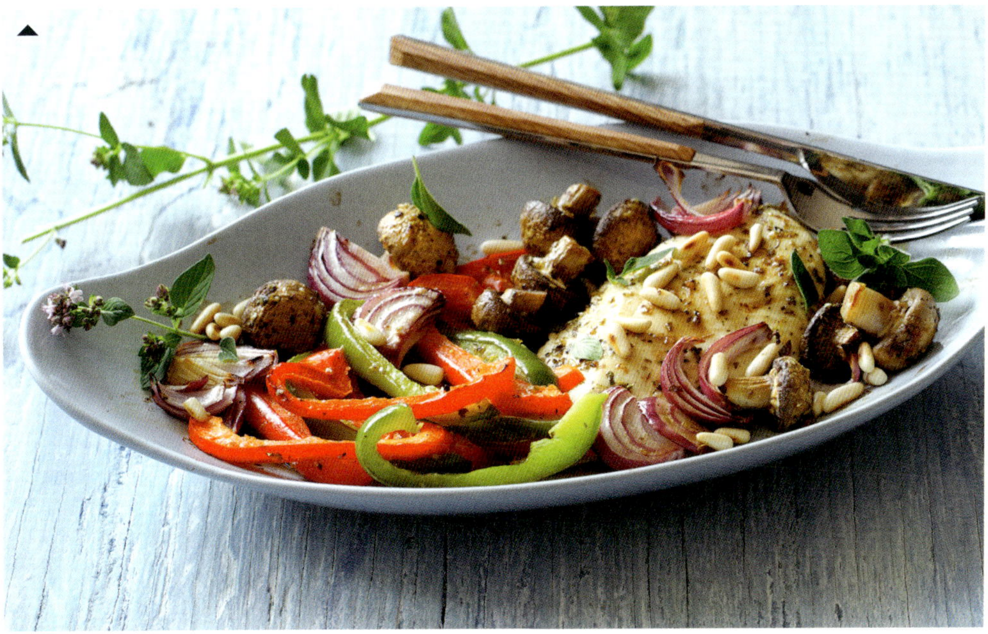

SEELACHSFILET AUF FENCHEL UND TOMATEN

1 Knolle Fenchel • 1 Stange Staudensellerie • Salz • 2 Eiertomaten • 150 g Seelachsfilet • 2 TL Zitronensaft • schwarzer Pfeffer • 1 Scheibe mittelalter Gouda

Für 1 Person • 20 Min. Zubereitung • 25 Min. Garzeit im Ofen
Pro Portion 383 kcal, 43 g E, 19 g F, 10 g KH

1. Den Fenchel putzen, das Grün abschneiden und beiseitelegen. Die Knolle längs in dünne Scheiben schneiden. Sellerie waschen, putzen und schräg in 2 cm breite Stücke schneiden. Fenchel und Sellerie in kochendem Salzwasser 2 Min. blanchieren und kalt abschrecken.
2. Ofen auf 200° (Umluft 180°) vorheizen. Tomaten waschen und in Scheiben schneiden, den Fisch abspülen, mit Küchenpapier trocken tupfen und mit Zitronensaft, Salz und Pfeffer würzen.
3. Ein großes Stück Alufolie mit Öl einpinseln. Fenchel, Sellerie und die Hälfte der Tomatenscheiben daraufbetten. Den Fisch darauflegen. Mit den übrigen Tomaten bedecken, salzen, pfeffern und der Käsescheibe bedecken. Die Folie gut verschließen und das Päckchen im Ofen (Mitte) in 20–25 Min. garen. Zum Anrichten herausnehmen und mit dem Fenchelgrün bestreuen.

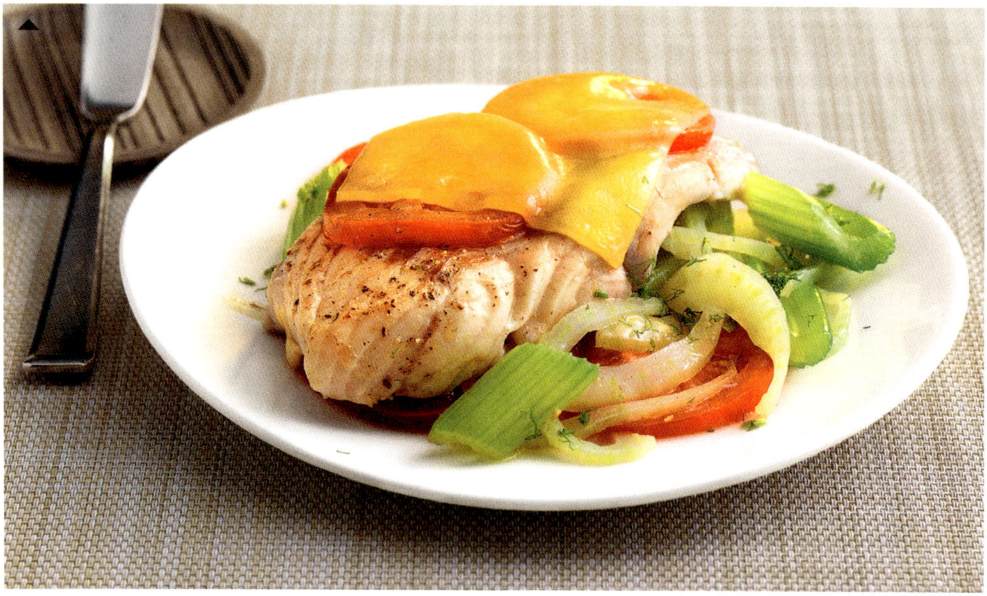

THUNFISCHSTEAK MIT GURKENSALAT

1 Thunfischsteak (125 g) • 1 EL Zitronensaft • Salz, weißer Pfeffer • 1 Bio-Salatgurke • je 1 TL Oliven- und Sesamöl • 15 g Sesamsamen • 2–3 EL frisch gehackter Dill (oder getrocknet)

Für 1 Person • 25 Min. Zubereitung
Pro Portion 381 kcal, 31 g E, 26 g F, 3 g KH

1. Den Fisch kalt abspülen und abtrocknen. Mit Zitronensaft beträufeln, salzen und pfeffern. Zugedeckt kalt stellen. Die Gurke waschen, schälen, längs halbieren und die Kerne mit einem Teelöffel herauskratzen. Die Gurke klein würfeln.
2. Den Thunfisch in einer Pfanne im heißen Olivenöl von jeder Seite bei mittlerer Hitze 2–3 Min. braten.
3. Den Sesam in einer trockenen Pfanne goldgelb rösten. Zwei Drittel davon mit dem Dill unter die Gurken mischen, salzen und pfeffern. Mit Sesamöl beträufeln und dem übrigen Sesam bestreuen und mit dem Fisch anrichten.

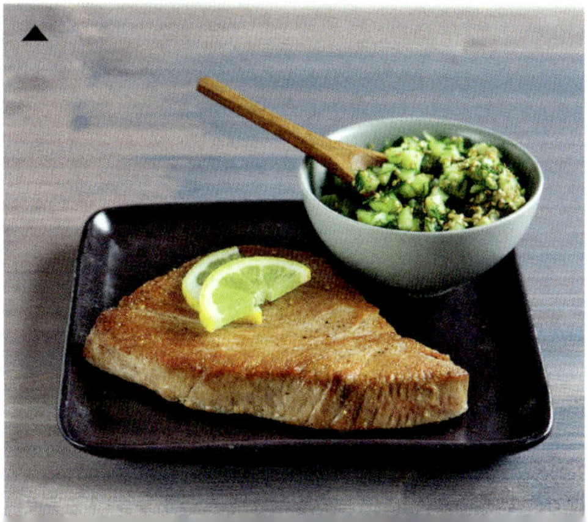

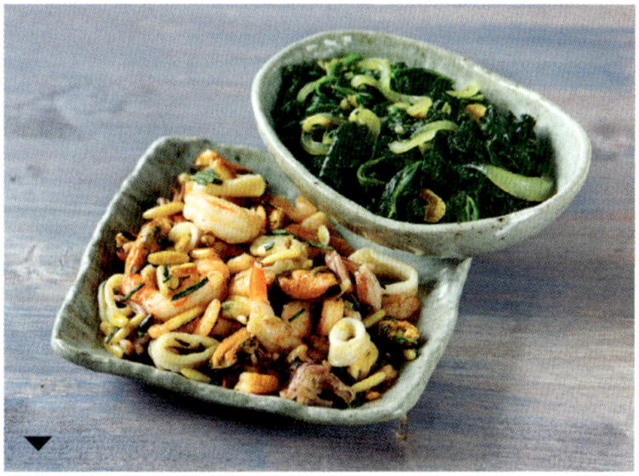

MEERESFRÜCHTE MIT KNOBLAUCHSPINAT

1 kleine Knoblauchzehe • ½ Zwiebel • 2 EL Olivenöl • 150 g TK-Blattspinat • Salz • schwarzer Pfeffer • 1 Zweig Rosmarin • 1 EL Pinienkerne • 200 g TK-gemischte Meeresfrüchte • ½ TL Bio-Zitronenabrieb

Für 1 Person • 25 Min. Zubereitung
Pro Portion 306 kcal, 21 g E, 20 g F, 10 g KH

1. Knoblauch und Zwiebel abziehen und in Scheiben schneiden. In 1 EL Öl leicht anbraten. Den Spinat zugeben und unter Rühren bei schwacher Hitze auftauen, dann aufkochen, salzen und pfeffern.
2. Die Rosmarinnadeln abstreifen und fein hacken. Mit den Pinienkernen im übrigen Öl anbraten. Meeresfrüchte zugeben und unter Rühren bei mittlerer Hitze auftauen, dann bei starker Hitze die Flüssigkeit einkochen lassen. Salzen, pfeffern und mit der Zitronenschale abschmecken.

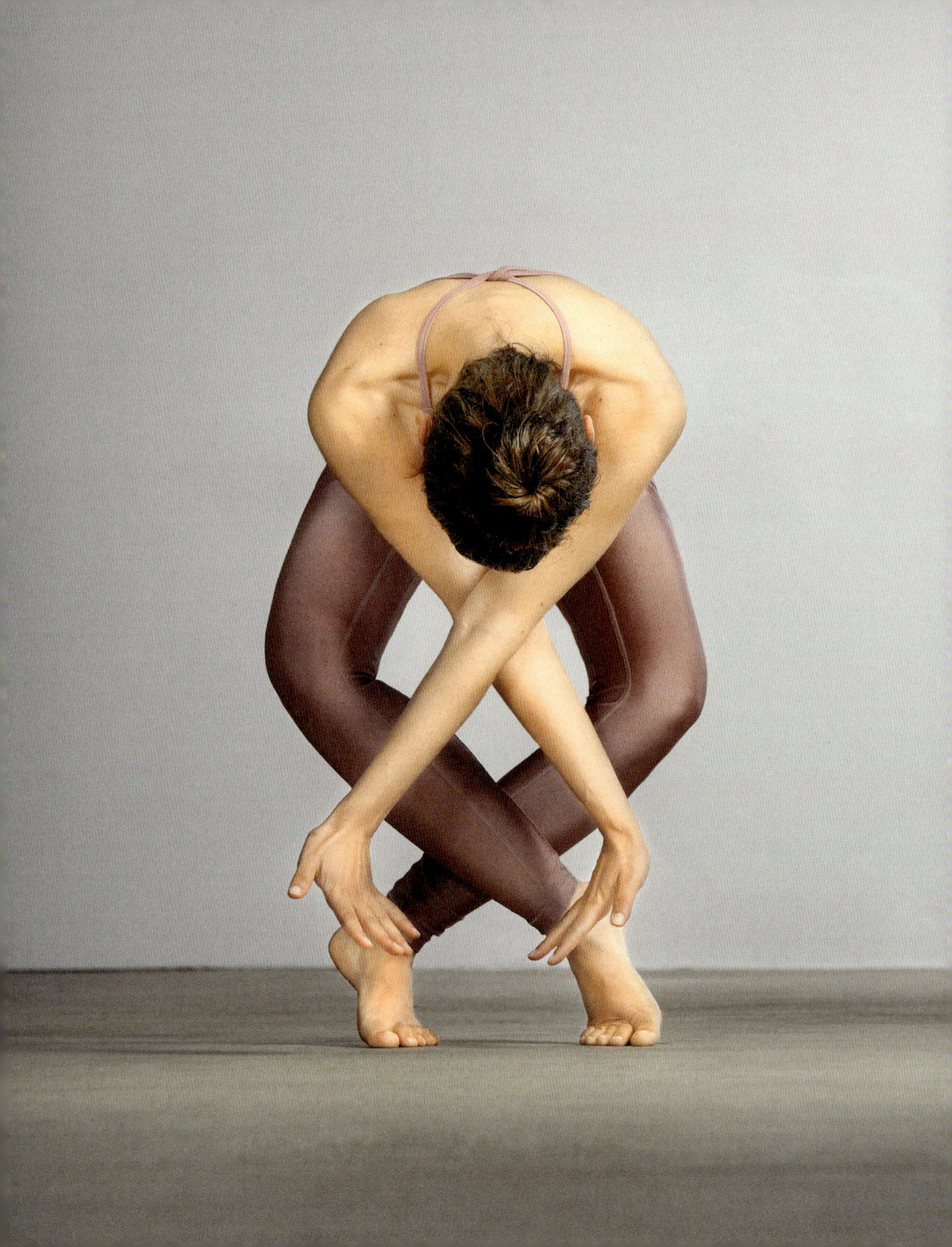

BAUCH-WEG-ASANAS & RELAX-ÜBUNGEN

Wenn du diese Seite umblätterst, stehst du schon mitten in deiner Yogapraxis. Sieh dir die Übungen genau an und präge dir die korrekte Haltung jeder Asana ein. Jede wirkt auf bestimmte Muskelgruppen im Bauch, im Zusammenspiel machen sie deine Mitte stark.

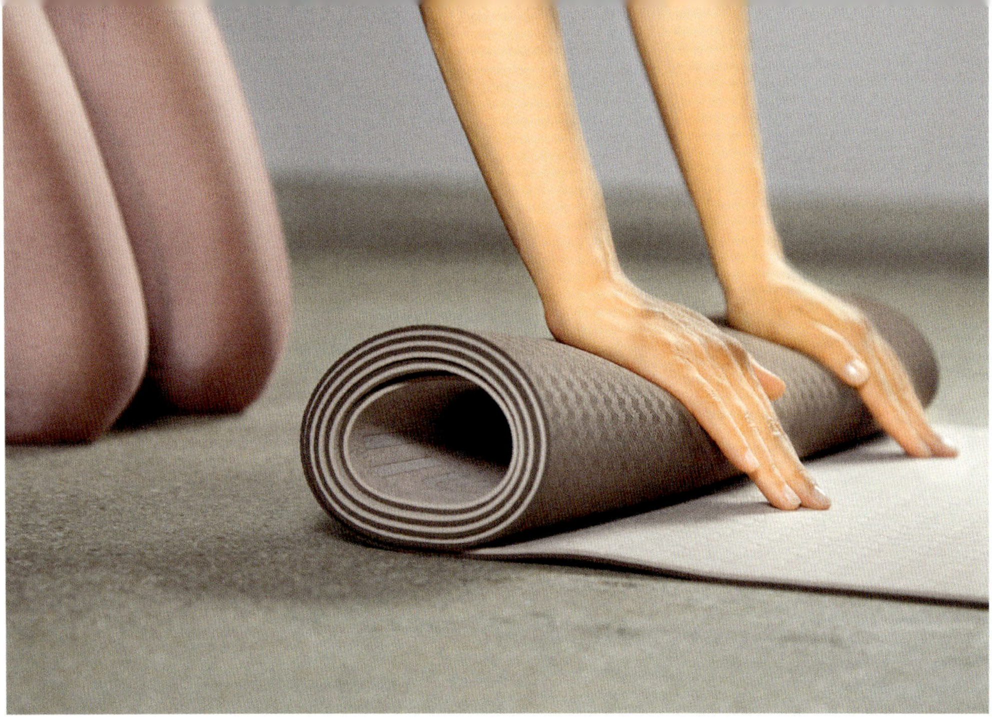

ASANAS FÜR EINE STARKE MITTE

Willkommen zur Yogapraxis. Auf den folgenden Seiten findest du alle Körperhaltungen (Asanas), die das »Bauch-Herz« begehrt. Jede einzelne Stellung tut deinem Bauch gut, das wurde durch Studien nachgewiesen. Dazu gehören Übungen für verschiedene Bauchmuskelgruppen und spezielle Asanas für die Bauchorgane. Ergänzt habe ich die Körperübungen durch leicht umsetzbare Entspannungstechniken, die dir helfen, dein Stresslevel zu senken und Frieden in Kopf und Bauch einkehren zu lassen. Den Entspannungs-Flow von **Seite 116** kannst du beispielsweise jederzeit machen, wenn du einmal eine kleine Atempause brauchst.

Du kannst üben, wie du möchtest:

- Beginne jeden Tag mit dem Sonnengruß für den Wohlfühlbauch von **Seite 99**.

- Zusätzlich kannst du mit dem 6-Wochen-Programm ab **Seite 118** üben. Es baut alle zwei Wochen aufeinander auf. Du kannst aber jederzeit auch wieder einen Schritt zurück machen, wie du möchtest.
- Eine weitere Möglichkeit besteht darin, dass du dir mit etwas Yogapraxis aus den Asanas dein eigenes Programm zusammenstellst. Ich übe immer von unten nach oben, also zum Beispiel: Sitzende Vorbeuge (**Seite 92**), Herabschauender Hund (**Seite 93**), Stehende Vorbeuge (**Seite 94**). Oder: vom Leichten zum Schweren.
  Tipp: Achte bei Stützübungen darauf, dass du deine Handgelenke und Schultern vorher lockerst (**siehe vordere Klappe**).

Bei jeder Asana findest du auch Tipps, wie du eine Haltung variieren kannst, damit sie dir leichtfällt und du so auch gerne mit deiner Yogapraxis weitermachst. Denn Regelmäßigkeit ist das A und O, wenn du deinen Wohlfühlbauch und das gute Grundgefühl erreichen willst, das sich mit Yoga als deinem neuen Lebensbegleiter einstellt.

RICHTIG ÜBEN

- **Für die Übungen** brauchst du bequeme Kleidung, einen ruhigen, gut gelüfteten Platz und eine rutschfeste Yogamatte und/oder eine weiche Matte oder doppelt gefaltete Decke.
- **Übe barfuß** oder in rutschfesten Socken.
- **Lies dir die Übungsanleitungen** gut durch, nimm dir Zeit und habe auch ein bisschen Geduld mit dir selbst.
- **Übe gerne,** wenn du möchtest, 5 bis 10 Minuten täglich oder mit den Programmen zwei- bis dreimal die Woche 15 bis 30 Minuten. Steigere mit der Zeit gerne auf 75 bis 90 Minuten zweimal die Woche und kombiniere dazu die Übungsprogramme aus Woche 1 und 2, 3 und 4, 5 und 6.
- **Je abwechslungsreicher,** desto besser. Das lieben deine Faszien.
- **Denke daran**, dass du dich vor dem Üben aufwärmst (Übungen dafür findest du in der vorderen Buchklappe) und danach dein Programm mit speziellen Haltungen abschließt.
- **Vielleicht übst du morgens** nüchtern vor dem Frühstück, dann bist du zwar noch nicht so beweglich, aber dein Magen ist leer und du kannst auch Übungen machen, bei denen der Bauchraum verkleinert und die Verdauungsorgane etwas zusammengedrückt werden. Wenn du abends üben willst, iss bitte die letzte Mahlzeit zwei Stunden vor dem Yoga.
- **Was die Atmung anbelangt**, ist mir in erster Linie wichtig, **dass** du atmest. Ob du nun bei einer Übung zuerst ein- oder ausatmest – das überlasse ich dir und deinem Bauchgefühl.
- **Gönne dir hin und wieder Unterricht** bei einer/m ausgebildeten Yogalehrer/in. Sie hilft dir auch bei allen Fragen rund um Yoga und kann bei Bedarf korrigierend eingreifen, wenn sich Haltungsfehler einschleichen.

FÜR DEN GERADEN BAUCHMUSKEL

Er ist der größte Muskel im Bauch und immer aktiv, wenn du dich vorbeugst, die Bauchwand anspannst, das Becken oder die Beine hebst – und für (d)ein Sixpack!

BOOT 1 (NAVASANA 1)

- Lege dich auf deiner rutschfesten Matte auf den Rücken und stelle die Beine an.
- Atme aus, ziehe deinen Bauchnabel etwas nach innen und hebe den Oberkörper so weit an, bis nur noch die unteren Ränder deiner Schulterblätter mit dem Boden in Berührung kommen.
- Hebe deine Beine im 90-Grad-Winkel an, ziehe die Zehenspitzen kräftig zu dir, hebe die Arme und strecke sie nach vorne aus.
- Halte sechs bis acht Atemzüge lang. (1)

BOOT 2 (NAVASANA 2)

- Nimm die Endposition von Bild (1) ein.
- Atme aus oder ein. Strecke ein Bein zur Decke aus und senke das andere knapp über dem Boden ab. WICHTIG: Der untere Rücken sollte am Boden bleiben.
- Der Bauchnabel ist nach innen gezogen.
- Halte sechs bis acht Atemzüge lang und wechsle zur anderen Seite. (2)

HILFE FÜR DEN NACKEN

Anfangs passiert es, dass der Nacken verkrampft, wenn die Bauchmuskeln noch zu schwach sind. Stütze in diesem Fall deinen Hinterkopf ganz leicht mit deinen Handflächen oder Fingerkuppen.

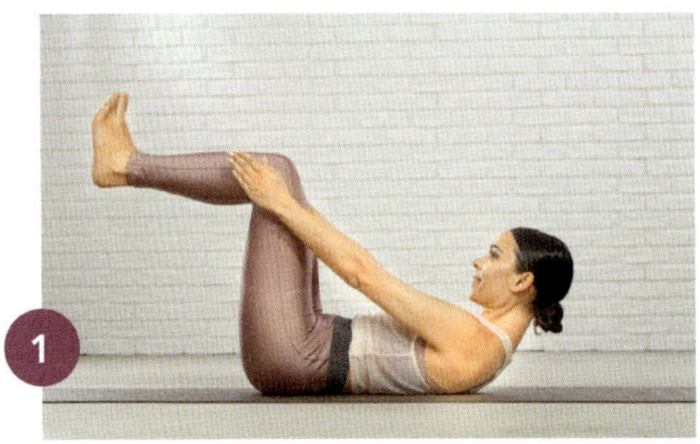

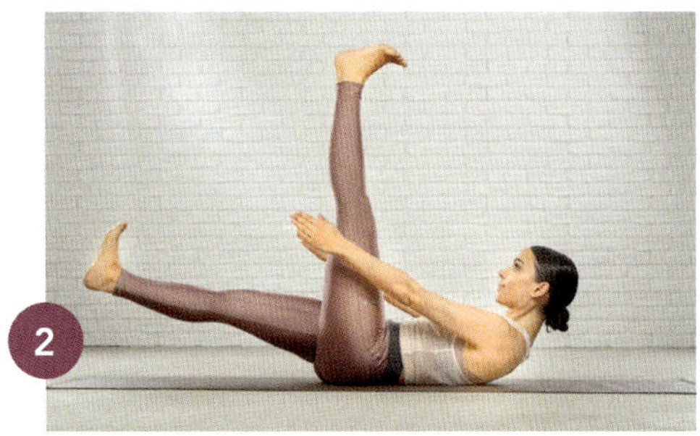

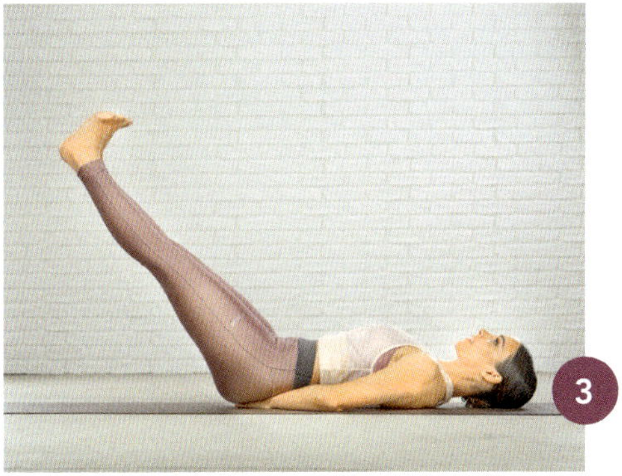

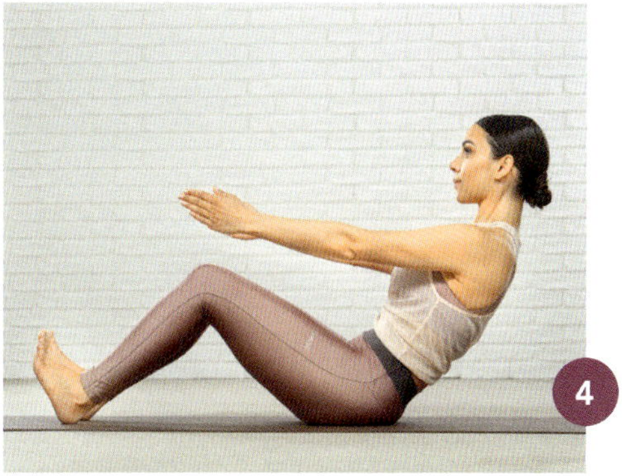

BOOT 3 (NAVASANA 3)

- Bleibe in Rückenlage und lege deine Hände unter dein Kreuzbein. Strecke dann deine Beine zur Decke aus. Ziehe die Zehen zu dir. Atme aus und ziehe deinen Bauchnabel zur Wirbelsäule.
- Senke nun beide Beine nach unten ab, so weit es geht. Dein unterer Rücken bleibt in Kontakt mit den Händen.
- Halte sechs bis acht Atemzüge lang. (3)

BOOT 4 (NAVASANA 4)

- Sitze aufrecht auf dem Boden mit dem Gewicht auf beiden Sitzhöckern.
- Stelle beide Beine an.
- Strecke deine Arme nach vorne aus.
- Atme aus und lehne dich mit einem leicht gerundeten Rücken nach hinten, bis sich der Körperschwerpunkt hinter den Sitzknochen befindet.
- Halte sechs bis acht Atemzüge lang. (4)

LUST AUF MEHR?

- Hebe ein Bein oder beide im 90-Grad-Winkel an.
- Strecke ein Bein zur Decke aus und umfasse entweder Oberschenkel, Wade oder Fuß mit einer Hand.
- Strecke beide Beine nach oben und beide Arme nach vorne aus.

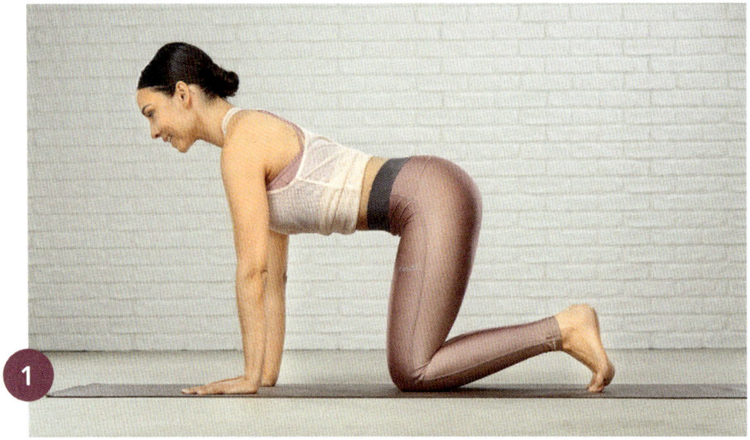

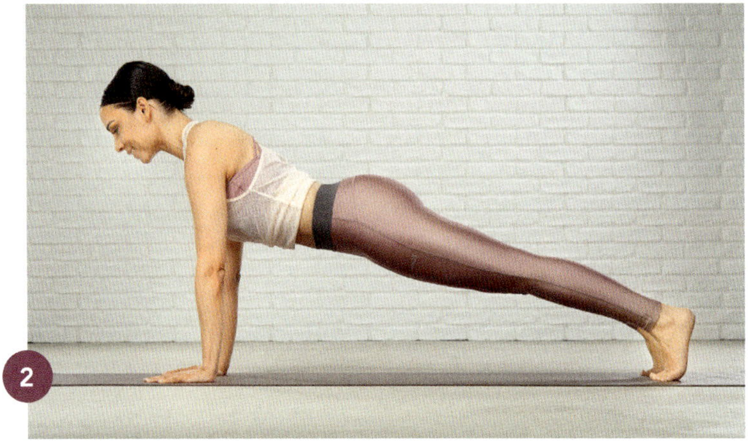

PLANKE (PHALAGASANA)

- Komme in den Vierfüßlerstand. Deine Hände platziere unter deinen Schultern, deine Knie unter deinen Hüftgelenken. Dein Rücken ist gerade ausgerichtet, mit dem Kopf in der Verlängerung. (1)
- Atme aus oder ein.
- Ziehe den Bauchnabel etwas in Richtung Wirbelsäule. So werden dein Beckenboden und deine queren Bauchmuskeln aktiviert.
- Strecke deine Beine nacheinander nach hinten in einer geraden Linie aus.
- Halte sechs bis acht Atemzüge lang. (2)

VORÜBUNG 1 FÜR DIE KRÄHE

- Lege dich auf deinen Rücken, hebe die gestreckten Beine und den Oberkörper an.
- Beuge deine Beine und Arme. Platziere deine Arme an deinen Beininnenseiten.
- Drücke deine Beine gegen deine Arme und die Arme gegen die Beine.
- Die Schultern wandern von den Ohren weg nach unten.
- Halte sechs bis acht Atemzüge lang. (1)

VORÜBUNG 2 FÜR DIE KRÄHE

- Komme in den Vierfüßlerstand. Deine Hände sind unter deinen Schultern platziert, deine Knie unter deinen Hüftgelenken.
- Atme ein oder aus, hebe deine Knie vom Boden und runde deinen Rücken zu einem langen Bogen.
- Die Schultern wandern von den Ohren weg nach unten.
- Halte sechs bis acht Atemzüge lang. (2)

NOCH MEHR VORÜBUNGEN

- Schultern und Handgelenke kreisen lassen.
- Dehne deine Handgelenke.

1

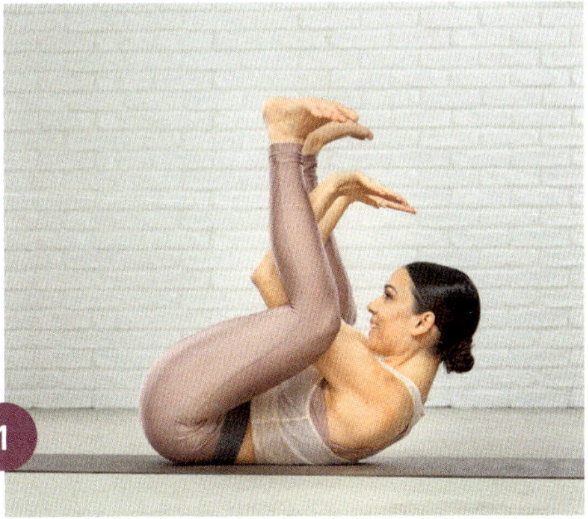

2

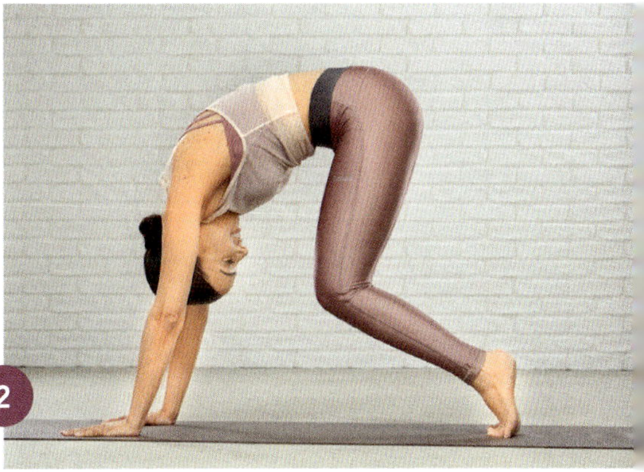

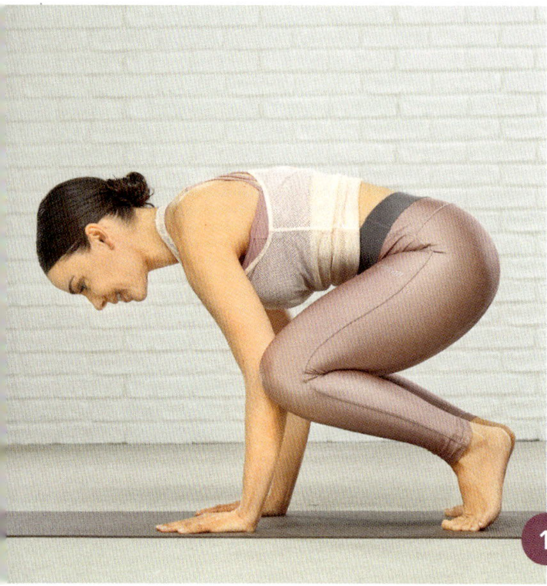

1

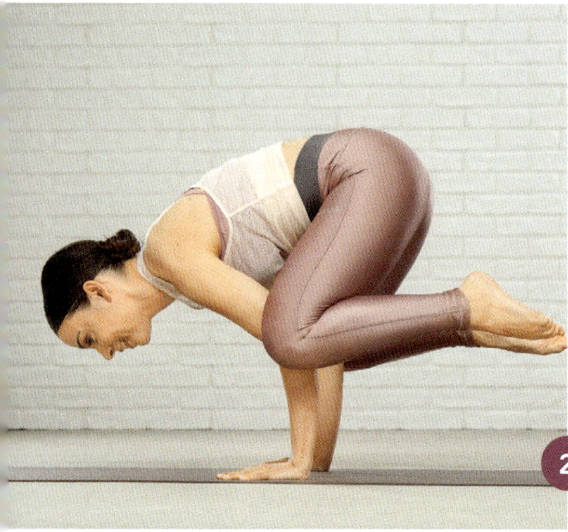

2

KRÄHE (BAKASANA)

- Komme in eine stark nach vorn gebeugte Hockposition und lege deine Hände vor dir flach auf den Boden. Deine Oberarme berühren die Oberschenkelinnenseiten.
- Verlagere dein Gewicht mehr nach vorne und beuge deine Arme.
- Deine Oberschenkelinnenseiten ruhen an den Außenseiten deiner Oberarme. (1)
- Runde deinen Rücken ganz leicht, ziehe die Bauchdecke aktiv nach innen und schiebe deine Schultern weg von den Ohren. Aktive Bauchmuskeln sind für diese Haltung besonders wichtig.
- Hebe den Kopf leicht an.
- Löse im Wechsel einen Fuß vom Boden. Wenn du deine Balance gefunden hast, hebe beide Füße an.
- Halte sechs bis acht Atemzüge lang. (2)

WENIGER IST OFT MEHR

Lege deinen Kopf auf einem dicken, festen Kissen ab, sodass du dich von ihm gut gestützt fühlst.

FÜR DIE SCHRÄGEN BAUCHMUSKELN

Mit ihrer Hilfe neigen und beugen wir seitlich den Rumpf. Außerdem sind sie wichtig für die Spannung des Oberkörpers und den Schutz der Wirbelsäule.

SCHRÄGES BOOT (NAVASANA)

- Hebe aus der Rückenlage deinen Oberkörper an und strecke deine Beine zur Decke aus. Ziehe deine Zehen zu dir heran.
- Deine Arme sind nach vorne ausgestreckt.
- Atme aus und ziehe deinen Bauchnabel zur Wirbelsäule.
- Senke beide Beine in Richtung Boden, so weit es geht, aber nur so weit, dass dein unterer Rücken in Kontakt mit der Unterlage bleibt. (1)
- Beim nächsten Ausatmen schwenke deine Beine etwas zur Seite und rotiere deinen Oberkörper zur Gegenseite.
- Halte sechs bis acht Atemzüge lang. (2)
- Wechsle zur anderen Seite.

1

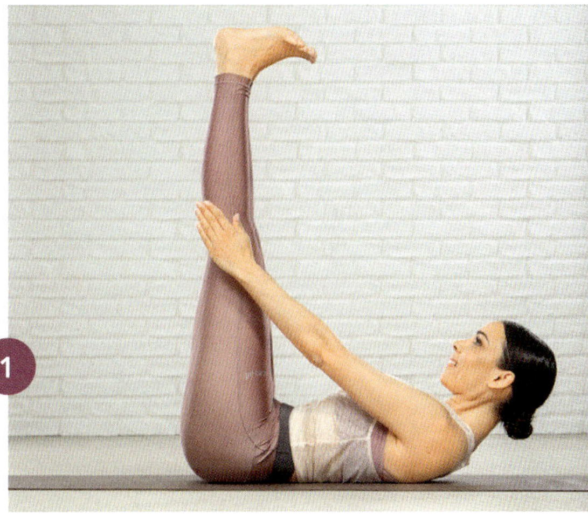

2

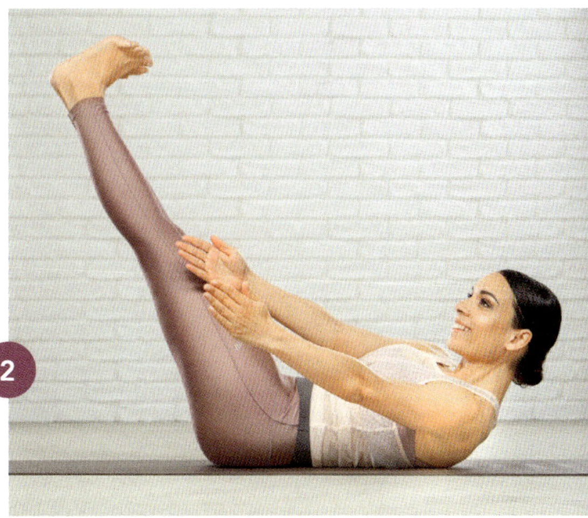

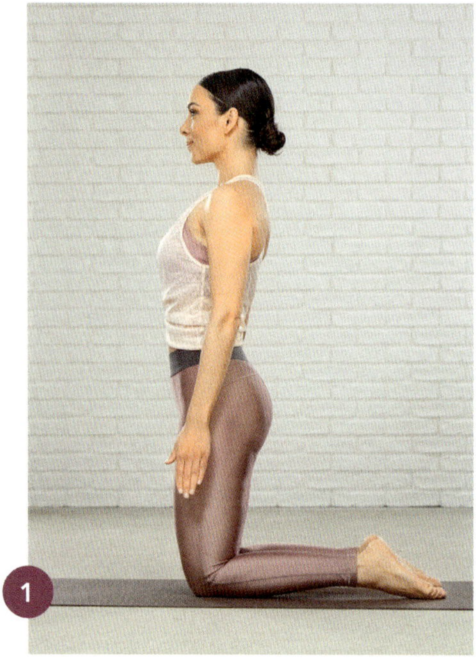

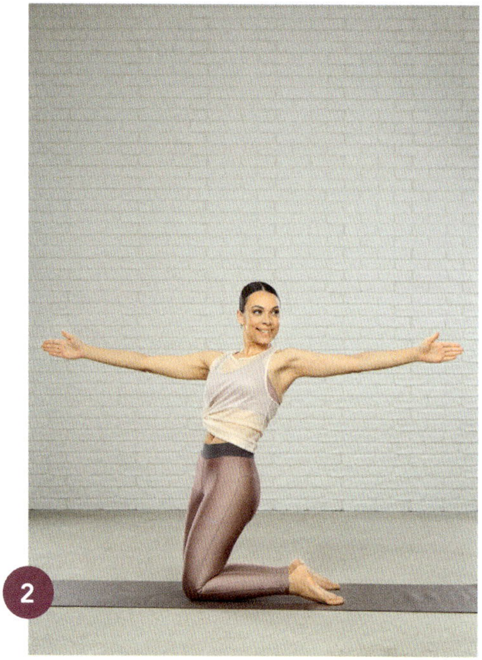

GEDREHTES KAMEL (PARIVRITTA USTRASANA)

- Komme in den Kniestand. Strecke deine Arme am Oberkörper anliegend nach unten aus. Die Finger sind gestreckt, die Wirbelsäule ist lang gezogen. (1)
- Atme ein oder aus.
- Lehne dich mit geradem Rücken zurück. Achte jetzt auf eine gute Bauchspannung, indem du deinen Bauchnabel fest nach innen ziehst.
- Drehe deinen Oberkörper und strecke deine Arme seitlich auf Schulterhöhe aus.
- Halte sechs bis acht Atemzüge lang. (2)
- Wechsle zur anderen Seite.

GERUNDETE PLANKE (PHALAGASANA)

- Komme in den Vierfüßlerstand. Deine Hände befinden sich unter deinen Schultern, die Knie unter deinen Hüftgelenken. Dein Rücken ist gerade ausgerichtet mit dem Kopf in Verlängerung des Rückens. (1)
- Atme aus oder ein. Ziehe den Bauchnabel etwas in Richtung deiner Wirbelsäule. So werden dein Beckenboden und deine quere Bauchmuskulatur aktiv.
- Strecke deine Beine nacheinander nach hinten in einer geraden Linie aus.
- Ziehe dazu das rechte Knie nach vorne und links oben zum Brustkorb an.
- Runde dabei deinen Rücken. (2)
- Halte sechs bis acht Atemzüge lang.

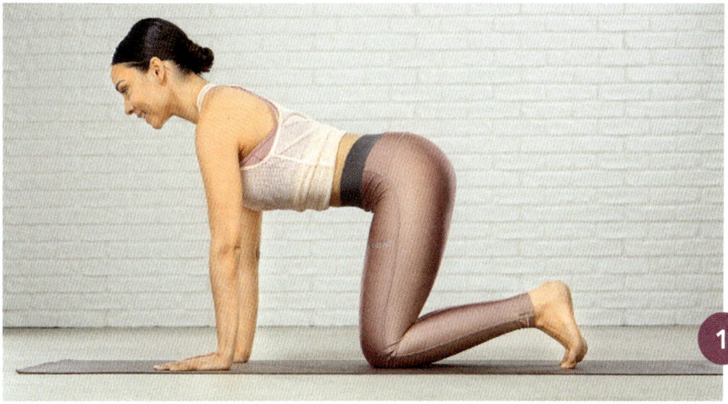
1

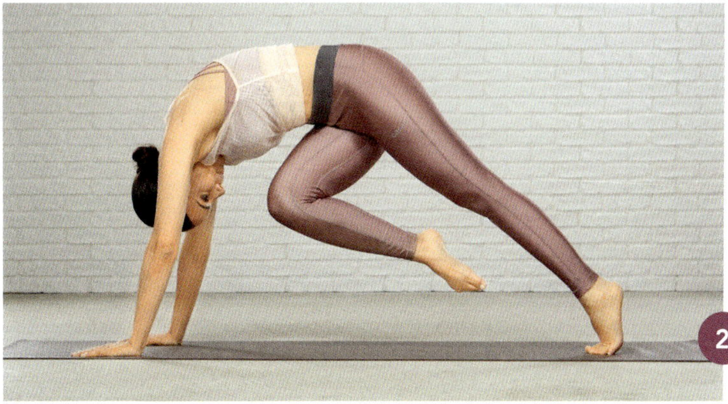
2

FÜR DIE TAILLE

Der quer verlaufende Bauchmuskel liegt am inneren schrägen Bauchmuskel. Er formt die Taille und unterstützt die Aufrichtung des Beckens.

FRIEDVOLLER KRIEGER (VIRABHADRASANA)

- Stelle dich auf deine rutschfeste Matte und öffne deine Beine zu einer Grätsche, der Abstand beträgt circa eine Beinlänge.
- Drehe ein Bein aus dem Hüftgelenk nach außen und beuge es an. Das Knie zeigt zu den Zehen.
- Das andere Bein ist entweder leicht nach innen gedreht oder so, dass der Fuß parallel zum schmalen Mattenrand zeigt.
- Dein Oberkörper befindet sich über dem Becken, dein vorderer Arm ist auf Schulterhöhe ausgestreckt, die hintere Hand liegt auf der Hüfte. (1)
- Atme aus und neige deinen Oberkörper zum hinteren gestreckten Bein, lege die Hand des hinteren Armes auf dem Oberschenkel ab. Strecke zugleich den vorderen Arm nach oben aus.
- Halte sechs bis acht Atemzüge lang. (2)
- Wechsle zur anderen Seite.

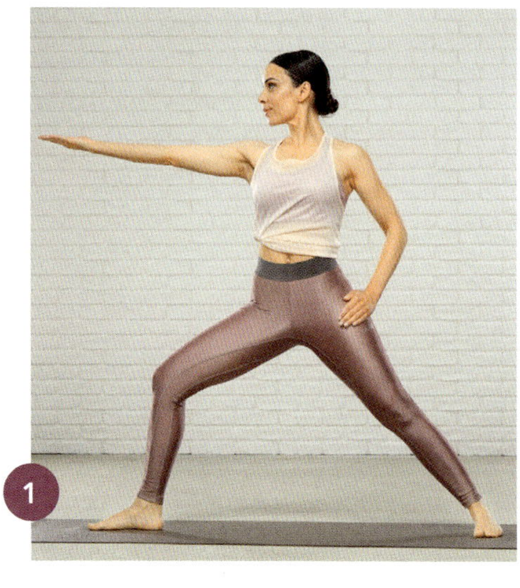

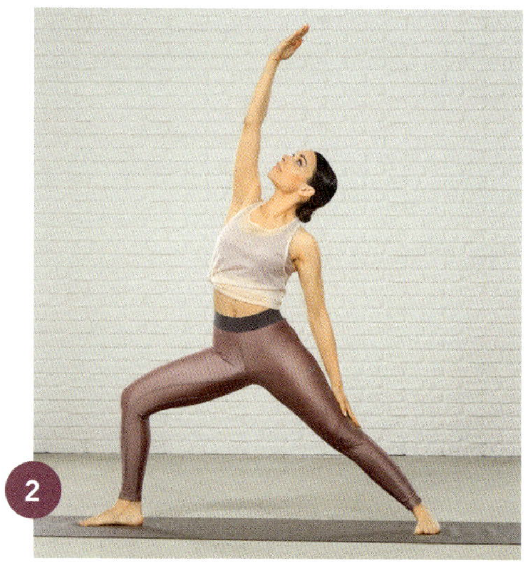

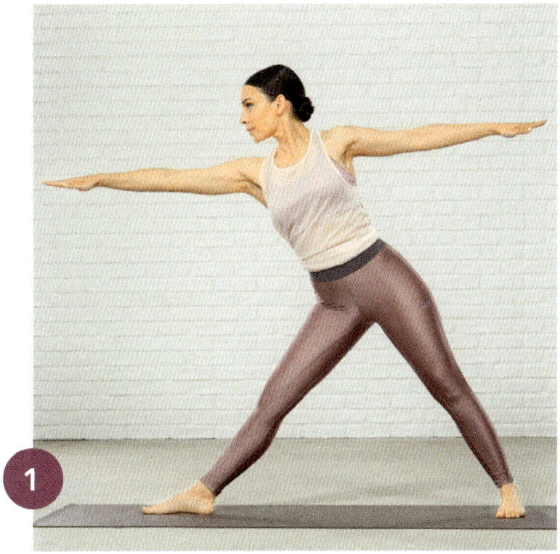

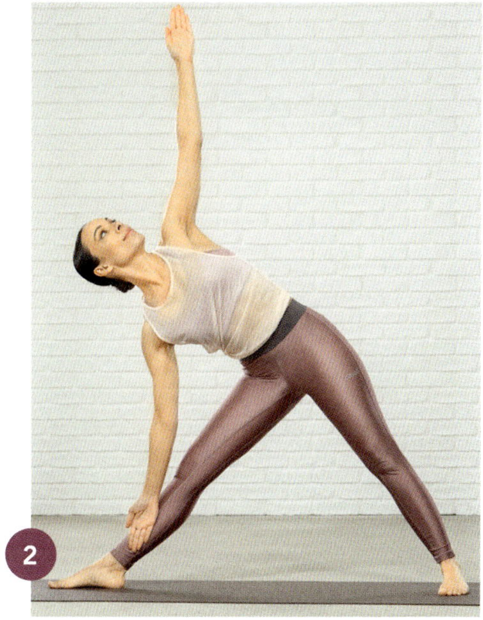

DREIECK (TRIKONASANA)

- Stelle dich auf deine rutschfeste Matte und öffne deine Beine zu einer Grätsche, der Abstand beträgt cirka eine Beinlänge.
- Drehe ein Bein aus dem Hüftgelenk nach außen und das andere entweder leicht nach innen oder so, dass der Fuß parallel zum schmalen Mattenrand zeigt.
- Dein Oberkörper befindet sich über dem Becken und deine Arme sind auf Schulterhöhe ausgebreitet.
- Schiebe dein Becken ein Stück weit zum hinteren Bein, sodass vorne in der Hüfte ein Knick entsteht. (1)
- Atme aus und senke deinen Oberkörper langsam zum vorderen Bein zur Seite ab. Stelle dir dabei vor, du befindest dich zwischen zwei Scheiben und kannst weder nach vorne noch nach hinten ausweichen.
- Strecke den oberen Arm zur Decke aus und lege die untere Hand an den Ober- oder Unterschenkel. ACHTUNG: Nicht auf das Knie legen!
- Halte sechs bis acht Atemzüge lang. (2)
- Wechsle zur anderen Seite.

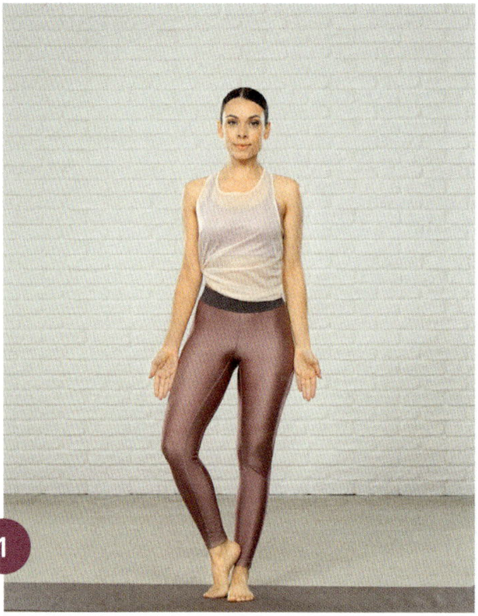

1

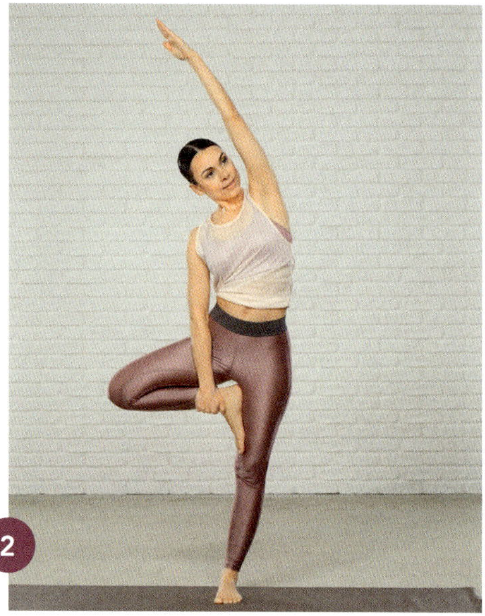

2

GENEIGTER BAUM (VRKSANA)

- Stelle dich auf deiner rutschfesten Matte in einen hüftbreiten Stand und verwurzle dich mit dem Boden.
- Strecke deinen Körper so in die Länge, als ob dich ein Faden am Scheitel nach oben ziehen würde.
- Drehe ein Bein nach außen und lege die Ferse am Unterschenkel des Standbeins an. Die Zehen sind aufgestellt.
- Achte darauf, dass dein Becken nach vorne ausgerichtet bleibt. (1)
- Wandere nun mit dem Fuß des angelegten Beins am Standbein entlang nach oben und lege die Ferse an die Oberschenkelinnenseite. Drücke gegen den Oberschenkel und übe umgekehrt leichten Druck aus.
- Atme aus und neige deinen Oberkörper zum gebeugten Bein.
- Der Arm auf der Seite des gestreckten Beins ist nach oben ausgestreckt, mit der Hand auf der Seite des gebeugten Beins umfasst du das Fußgelenk.
- Halte sechs bis acht Atemzüge lang. (2)
- Wechsle zur anderen Seite.

GUT ZU WISSEN

Sollte sich der Fuß am Oberschenkel nicht halten, liegt das manchmal am Stoff der Hose.

SEITSTÜTZ (VASISHTASANA)

- Komme auf deiner rutschfesten Matte in den Vierfüßlerstand. Deine Hände befinden sich unter deinen Schultern, die Knie unter deinen Hüftgelenken. Dein Rücken ist gerade ausgerichtet mit dem Kopf in der Verlängerung.
- Strecke ein Bein nach hinten aus und öffne deinen Körper zum gestreckten Bein. Der obere bis in die Fingerspitzen gedehnte Arm ist zur Decke hinausgestreckt, dein Blick folgt ihm. Das kann deine Endposition sein. (1)
- Atme aus oder ein.
- Ziehe den Bauchnabel etwas in Richtung Wirbelsäule. Strecke das zweite Bein ebenfalls zum anderen Bein aus.
- Lege deine Füße jetzt entweder über- oder nebeneinander.
- Halte sechs bis acht Atemzüge lang. (2)
- Wechsle zur anderen Seite.

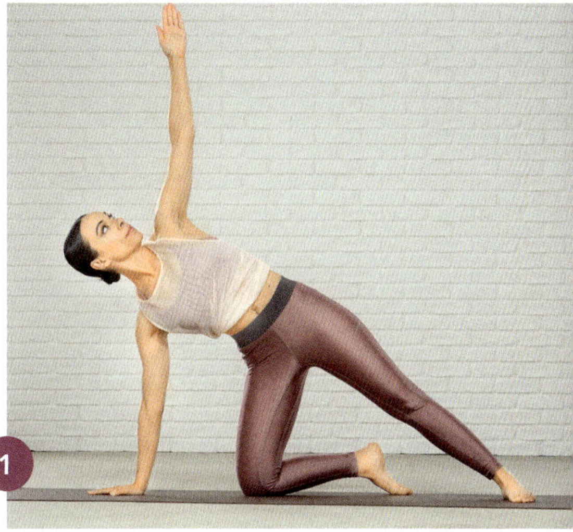

1

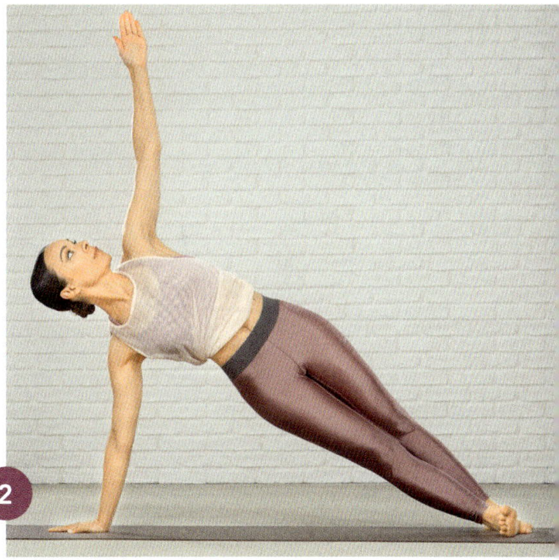

2

TAILLENDREIECK (TRIKONASANA)

- Stelle dich auf deine rutschfeste Matte und öffne deine Beine zu einer Grätsche, der Abstand beträgt circa eine Beinlänge.
- Drehe ein Bein aus dem Hüftgelenk nach außen und das andere entweder leicht nach innen oder so, dass der Fuß parallel zum schmalen Mattenrand zeigt.
- Dein Oberkörper befindet sich über dem Becken und deine Arme sind in Schulterhöhe ausgebreitet.
- Schiebe dein Becken zum hinteren Bein, sodass die Hüfte vorne einknickt. (1)
- Atme aus und senke deinen Oberkörper langsam seitlich zum vorderen Bein ab. Stelle dir dabei vor, du befindest dich zwischen zwei Scheiben und kannst weder nach vorne noch nach hinten ausweichen.
- Strecke den oberen Arm zur Decke und beuge den unteren vor deinem Körper in Höhe des Brustkorbs. Dein Oberkörper sollte dabei immer geöffnet sein.
- Halte sechs bis acht Atemzüge lang. (2)
- Wechsle zur anderen Seite.

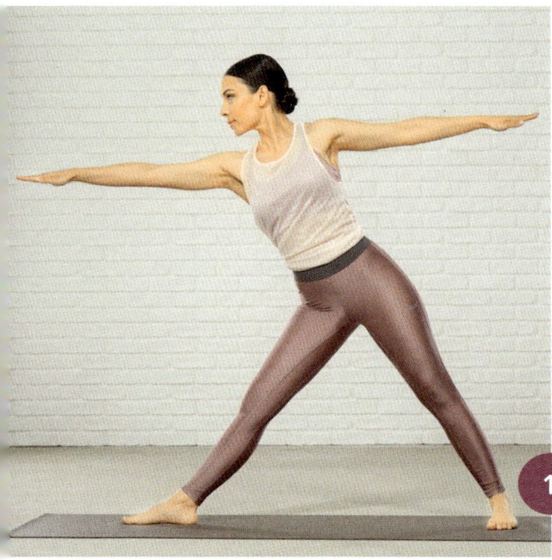
1

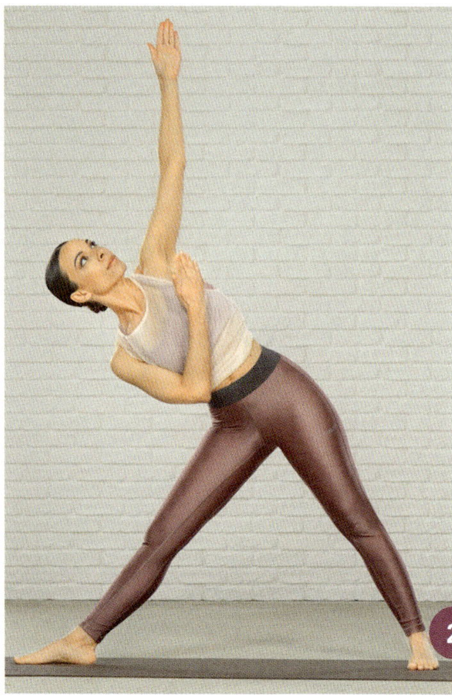
2

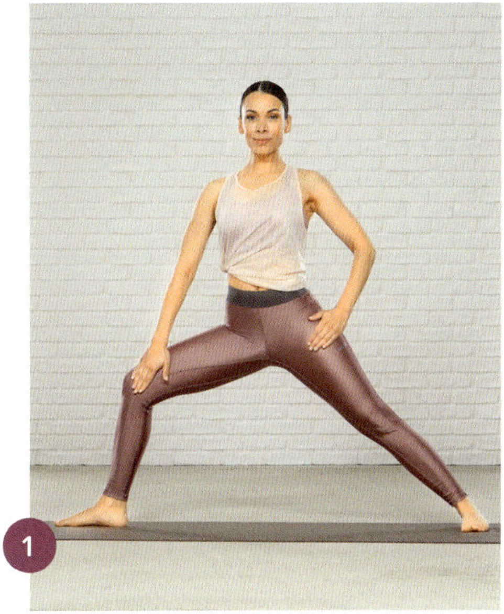

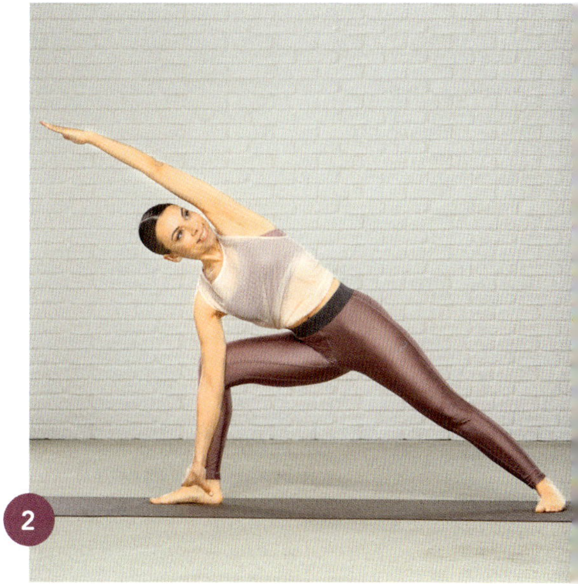

SEITLICHE FLANKENDEHNUNG (PARSVAKONASANA)

- Stelle dich auf deine rutschfeste Matte und öffne deine Beine zu einer Grätsche, der Abstand beträgt cirka eine Beinlänge.
- Drehe ein Bein aus dem Hüftgelenk nach außen und beuge es an, das Knie zeigt zu den Zehen.
- Das andere Bein drehst du entweder leicht nach innen oder so, dass der Fuß parallel zum schmalen Mattenrand zeigt.
- Dein Oberkörper befindet sich in aufrechter Haltung über dem Becken.
- Platziere eine Hand an der Oberschenkelinnenseite, die andere auf der Hüfte. (1)
- Atme aus und senke deinen Oberkörper zum gebeugten Bein ab. Lege die Hand des unteren Arms auf einem Block ab oder umfasse dein Fußgelenk. Strecke den oberen Arm in Richtung Kopf aus.
- Halte sechs bis acht Atemzüge lang. (2)
- Wechsle zur anderen Seite.

FÜR EINE STABILE KÖRPERMITTE

Die Core-Muskulatur ist die tiefste Muskelschicht und ausschlaggebend für die segmentale Stabilität der Wirbelsäule, für die Körper- und auch die Bauchform.

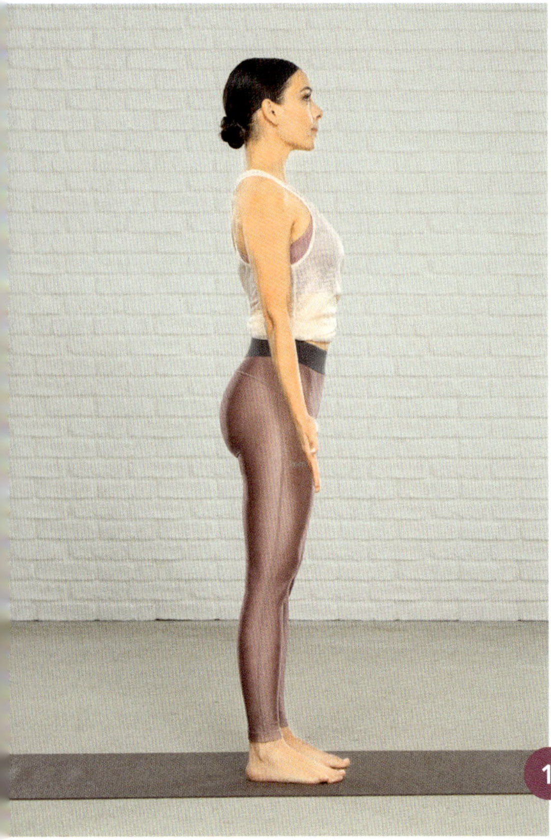

1

BERG (TADASANA)

- Komme auf deiner rutschfesten Matte in einen aufrechten Stand und verwurzele dich mit dem Boden.
- Hebe ganz leicht deine Fußinnenkante an, indem du dein Fußgewölbe aktivierst.
- Ziehe deine Kniescheiben nach oben und spanne deine Oberschenkelmuskulatur an.
- Strecke deinen Rücken und ziehe deine Wirbelsäule in die Länge.
- Dein Nacken ist lang.
- Drehe deine Arme leicht nach außen und dehne deinen Brustkorb sanft nach vorne.
- Verweile zehn bis zwölf Atemzüge lang. (1)

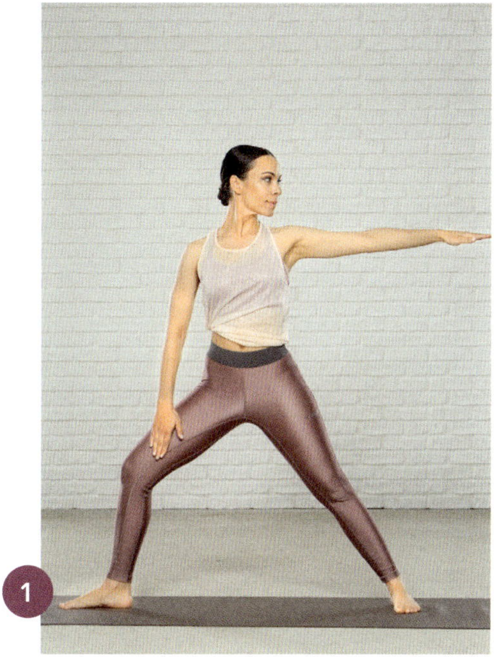

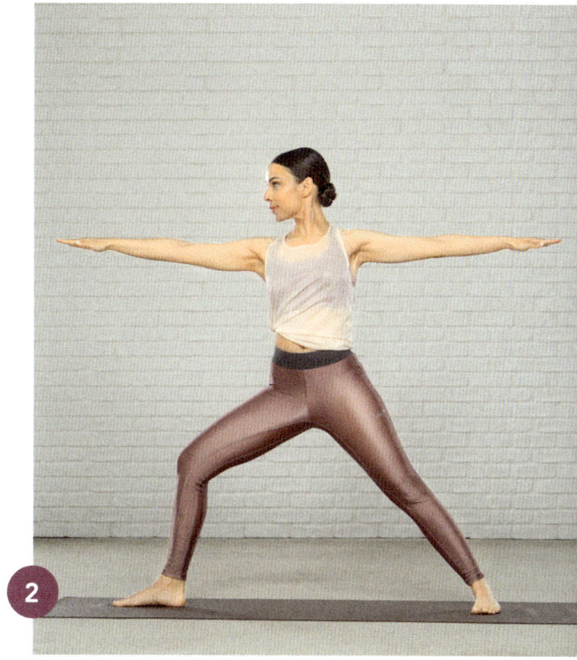

HELD II (VIRABHADRASANA)

- Stelle dich auf deine rutschfeste Matte und öffne deine Beine zu einer Grätsche, der Abstand beträgt cirka eine Beinlänge.
- Drehe ein Bein aus dem Hüftgelenk nach außen und beuge es an, das Knie zeigt zu den Zehen.
- Das andere Bein drehst du entweder leicht nach innen oder so, dass der Fuß parallel zum schmalen Mattenrand zeigt.
- Dein Oberkörper befindet sich über dem Becken. Hebe den hinteren Arm auf Schulterhöhe an und platziere die vordere Hand auf die Oberschenkelinnenseite. (1)
- Hebe nun den vorderen Arm auf Schulterhöhe an. Richte die Sitzknochen senkrecht zum Boden hin aus und verlängere mit jedem Einatmen deine Wirbelsäule. Ein leicht nach innen gezogener Bauchnabel unterstützt dich dabei, deinen Oberkörper über dem Becken fixiert zu halten.
- Halte sechs bis acht Atemzüge lang. (2)
- Wechsle zur anderen Seite.

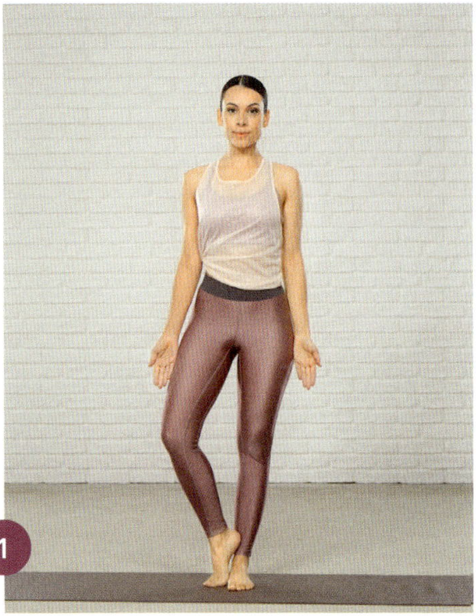

1

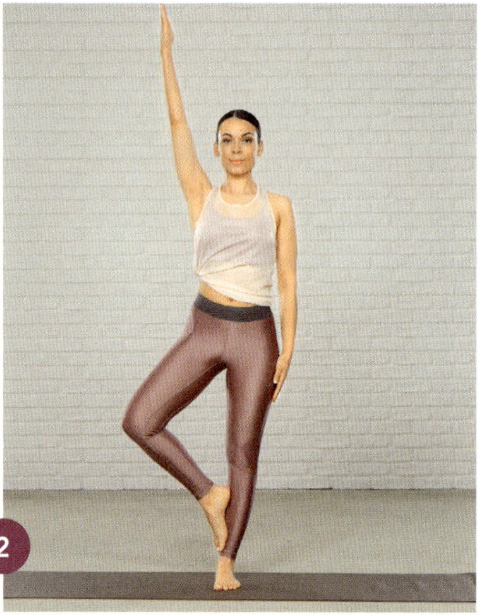

2

BAUM (VRKSANA)

- Stelle dich aufrecht auf deine rutschfeste Matte und verwurzele dich gut mit dem Boden.
- Strecke deinen Körper in die Länge, als ob dich ein Faden an deinem Scheitel nach oben zieht.
- Drehe ein Bein nach außen und lege die Ferse am Unterschenkel des Standbeins an. Achte darauf, dass dein Becken nach vorne ausgerichtet bleibt. Dies kann schon deine Endposition sein. (1)
- Wandere mit dem Fuß des aufgestellten Beins am Standbein entlang nach oben zum Unterschenkel und lege die Fußsohle am Bein an. Drücke den Fuß gegen das Bein und übe auch umgekehrt mit dem Standbein etwas Druck aus.
- Strecke beide Arme oder nur einen Arm nach oben aus oder lege die Handflächen vor deinem Brustbein aneinander.
- Halte sechs bis acht Atemzüge lang. (2)
- Wechsle zur anderen Seite.

LUST AUF MEHR?

- Lege den Fuß des gebeugten Beins an deiner Oberschenkelinnenseite an.
- Umfasse mit einer Hand das Fußgelenk des angelegten Fußes.

KICK-ASANAS FÜR DIE BAUCHORGANE

Im Bauchbereich befinden sich, geschützt durch die Muskeln, Magen, Dünn- und Dickdarm, Milz, Leber, Gallenblase, Bauchspeicheldrüse, Nieren und Nebennieren.

KOBRA (BHUJANGASANA)

- Komme in die Bauchlage mit bis in die Zehen gestreckten Beinen.
- Beuge die Arme und lege die Hände etwa in Höhe des Brustkorbs neben dir auf die Matte. Deine Ellbogen zeigen nach oben und deine Arme sind eng am Körper. (1)
- Atme ein oder aus.
- Strecke deine Beine bewusst lang aus den Hüftgelenken heraus.
- Drücke deine Fußrücken in den Boden und rolle dein Becken ein, dein Schambein drückt in den Boden.
- Hebe deinen Oberkörper hoch zu einer Rückbeuge. Hierbei darfst du einen leichten Druck in der Lendenwirbelsäule spüren – aber keinen stechenden Schmerz.
- Atme seitlich in den Brustkorb. Halte acht bis zehn Atemzüge lang. (2)

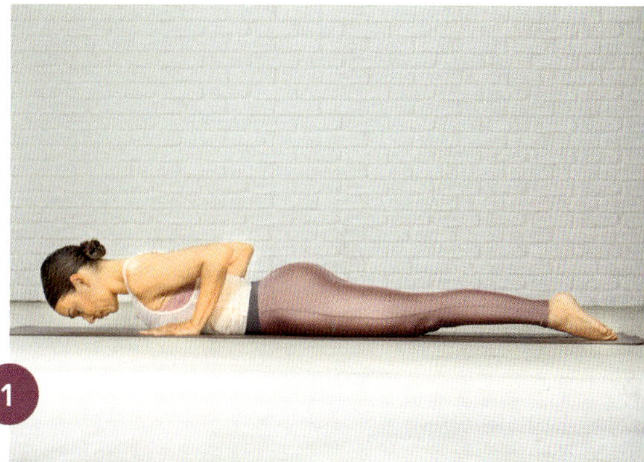

1

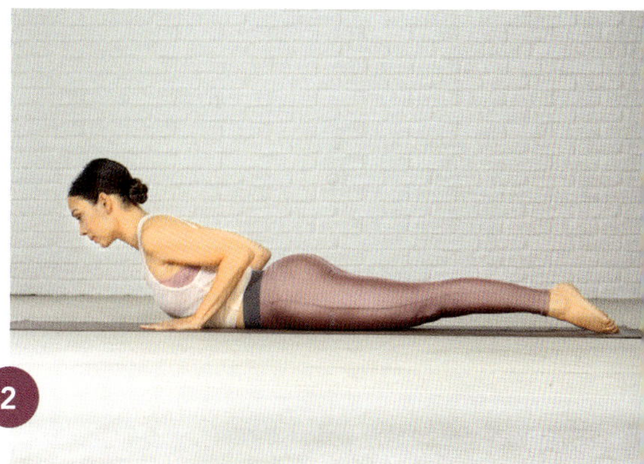

2

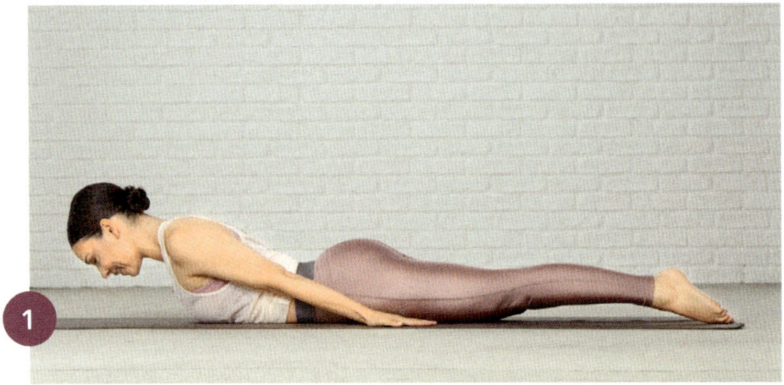

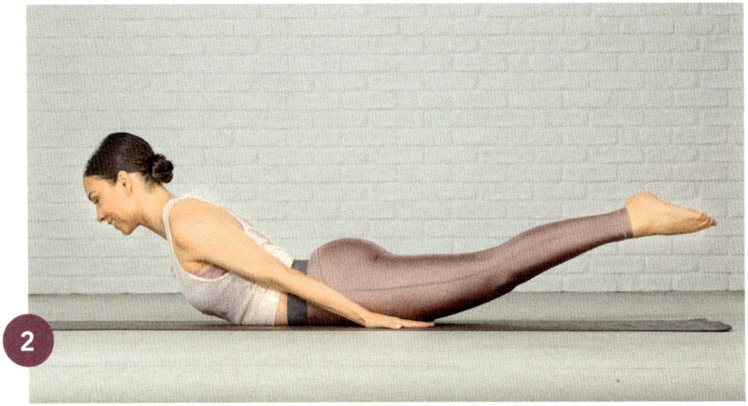

HEUSCHRECKE (SALABHASANA)

- Komme mit bis in die Zehen gestreckten Beinen in die Bauchlage.
- Lege deine Arme ausgestreckt neben deinen Körper mit den Handflächen nach unten. Dein Gesicht schwebt einige Zentimeter über dem Boden. (1)
- Atme ein oder aus.
- Hebe deinen Oberkörper an zu einer Rückbeuge. Hierbei darfst du einen leichten Druck in der Lendenwirbelsäule spüren – aber keinen stechenden Schmerz.
- Strecke deine Beine noch mal bewusst lang aus den Hüftgelenken aus und hebe sie nacheinander an.
- Atme seitlich in den Brustkorb. Halte acht bis zehn Atemzüge lang. (2)

DREHSITZ (MARICHYASANA)

- Komme in einen aufrechten Sitz.
- Das linke Bein ist ausgestreckt.
- Das rechte Bein ist aufgestellt und überkreuzt das linke.
- Stütze dich mit beiden Händen hinter dem Rücken ab und strecke die Wirbelsäule. (1)
- Umarme dein rechtes Bein mit dem linken Arm und stütze dich mit der rechten Hand hinter dem Rücken auf dem Boden ab.
- Atme aus.
- Drehe deinen Oberkörper mit einer langen Wirbelsäule Wirbel für Wirbel nach rechts, den Kopf nur so weit, wie es sich in der Halswirbelsäule bequem anfühlt.
- Halte sechs bis acht Atemzüge lang. (2)
- Wechsle zur anderen Seite.

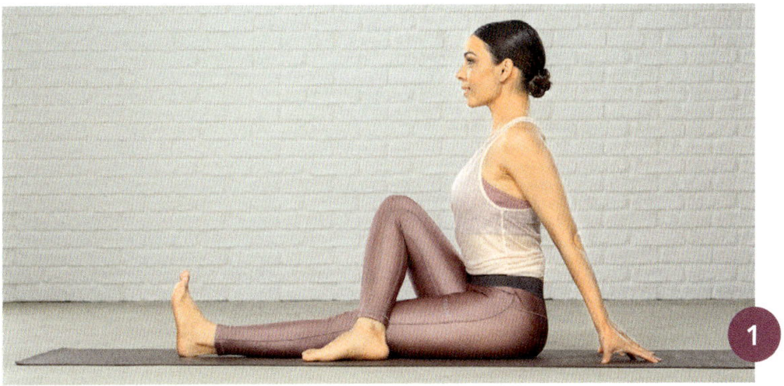

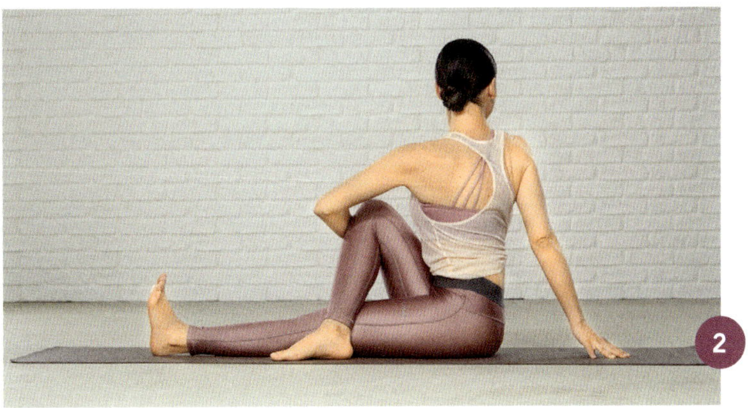

GEDREHTE KINDESHALTUNG (PARIVRTTA BALASANA)

- Komme auf deiner rutschfesten Matte in den Vierfüßlerstand. Die Hände sind vor deinen Schultern auf der linken Seite der Matte platziert. Die Knie befinden sich hinter deinen Hüftgelenken. Der Rücken ist gerade ausgerichtet mit dem Kopf in der Verlängerung. (1)
- Atme aus.
- Setze dich nach hinten auf deine Fersen.
- Lege deine Stirn auf dem Boden ab und strecke deine Arme nach vorne aus.
- Wandere mit deinem Oberkörper weiter auf die linke Seite und fädele den rechten Arm durch den linken.
- Lege deinen Bauch jetzt auf deinem linken Oberschenkel ab.
- Verweile, solange du willst, und wechsle dann zum anderen Bein. (2)

1

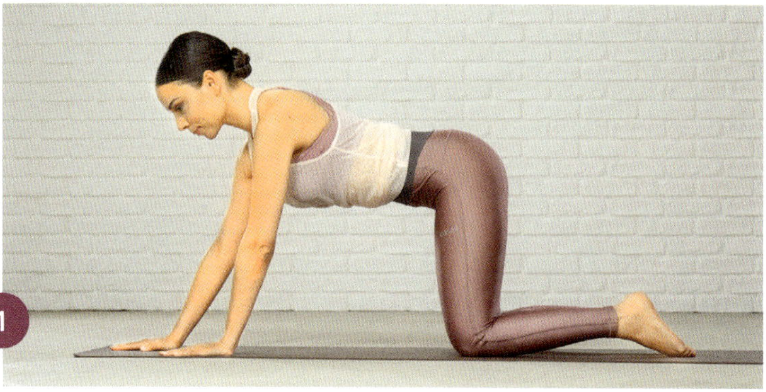

2

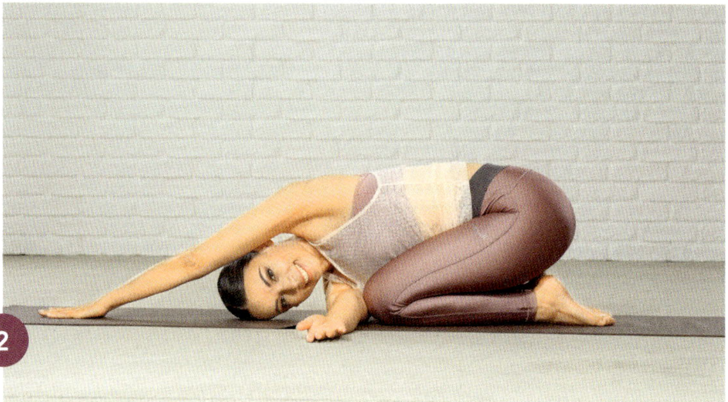

GENEIGTER DREHSITZ (ARDHA MATSYENDRASANA)

- Setze dich aufrecht auf deine Matte.
- Das rechte Bein ist vor dir ausgestreckt.
- Stelle das linke Bein an und überkreuze mit ihm das rechte.
- Stütze dich mit den gestreckten Fingern beider Hände hinter deinem Rücken ab und richte deine Wirbelsäule auf. Bei Knieproblemen kann das deine Endposition sein.(1)
- Verlagere das Gewicht auf die rechte Seite und beuge das rechte Bein. Umschlinge dein linkes Bein mit dem rechten Arm.
- Atme aus.
- Drehe deinen Oberkörper mit langer Wirbelsäule nach links, den Kopf aber nur so weit, wie es sich in deiner Halswirbelsäule bequem anfühlt.
- Strecke nun deinen bis in die Fingerspitzen gedehnten linken Arm nach oben aus und neige deinen Oberkörper nach rechts.
- Halte sechs bis acht Atemzüge lang. (2)
- Wechsle zur anderen Seite.

MASSAGE FÜR DIE BAUCHORGANE

Bei schlankerem Bauch kannst du auch ein Kissen oder eine Decke zwischen Oberschenkel und Bauch klemmen.

1

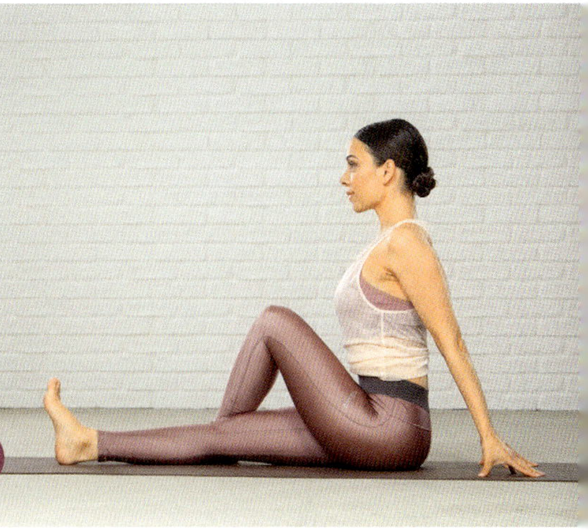

2

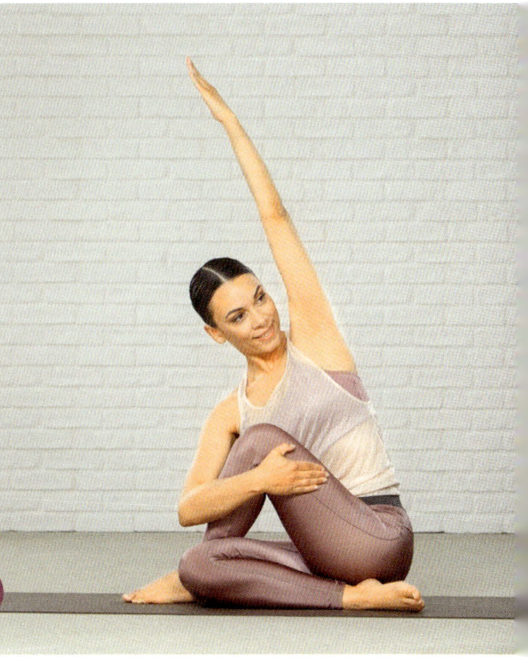

SITZENDE VORBEUGE (PASCIMOTTANASANA)

- Setze dich aufrecht auf deine Matte.
- Stelle deine Beine leicht angebeugt vor deinem Körper auf.
- Strecke deine Arme nach oben aus. (1)
- Atme aus.
- Beuge deinen Oberkörper mit geradem Rücken nach vorne, bis Bauch und Oberschenkel Kontakt haben.
- Umfasse entweder deine Fußgelenke oder die Fußaußenkanten.
- Atme tief in den Bauch hinein.
- Halte acht bis zehn Atemzüge lang. (2)

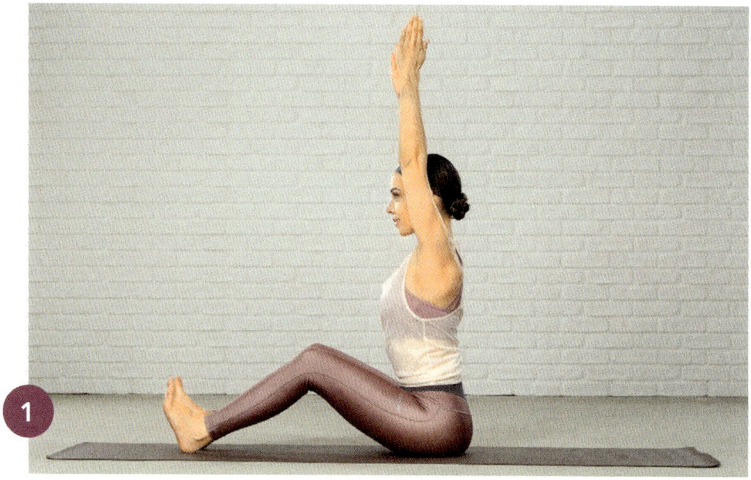

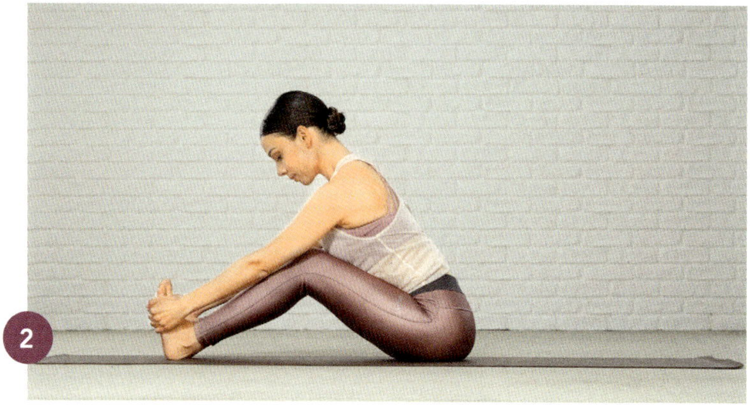

HERABSCHAUENDER HUND (ADHO MUKHA SVANASANA)

- Komme in den Vierfüßlerstand. Deine Hände befinden sich unter deinen Schultern, die Knie unter deinen Hüftgelenken. Der Rücken ist gerade ausgerichtet mit dem Kopf in der Verlängerung. (1)
- Atme aus oder ein.
- Hebe deine Knie an und verlagere dein Gewicht nach hinten und oben, bis deine Sitzbeinhöcker nach oben zeigen.
- Versuche, den Kontakt zwischen Bauch und Oberschenkel herzustellen.
- Drehe deine Schultern nach außen und drücke mit den Händen den Boden von dir weg, sodass der Abstand zwischen Schultern und Ohren größer wird.
- Halte sechs bis acht Atemzüge lang. (2)

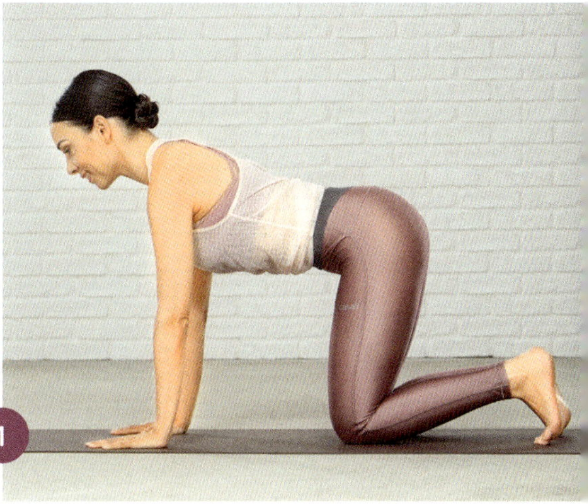

1

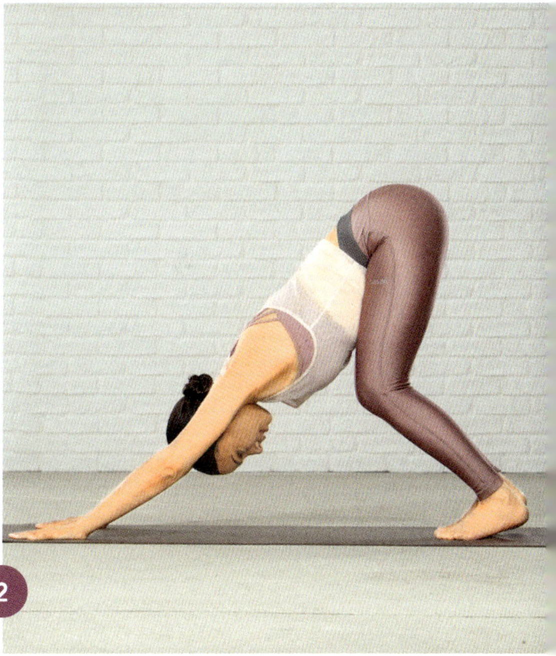

2

STEHENDE VORBEUGE (UTTANASANA)

- Stelle dich auf deiner rutschfesten Matte aufrecht hin. Deine Beine sind dabei entweder geschlossen oder etwa hüftbreit geöffnet und gebeugt.
- Strecke deine Arme nach oben aus, die Handflächen zeigen zueinander. (1)
- Atme aus.
- Beuge deinen Oberkörper langsam nach vorne und unten.
- Lege deine Hände entweder auf deine Schienbeine oder umfasse deine Unterschenkel oder Fußgelenke.
- Halte sechs bis acht Atemzüge lang. (2)

LUST AUF MEHR?

Strecke deine Beine aus und ziehe deinen Oberkörper noch etwas näher zu den Beinen, soweit es deine Beweglichkeit zulässt.

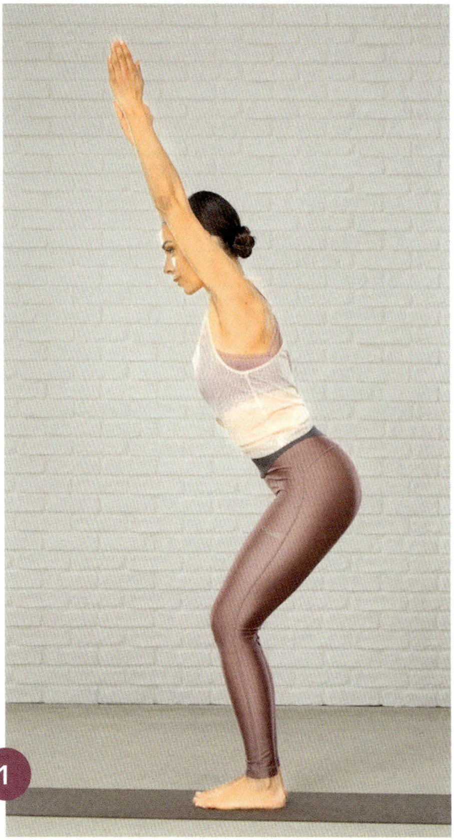

1

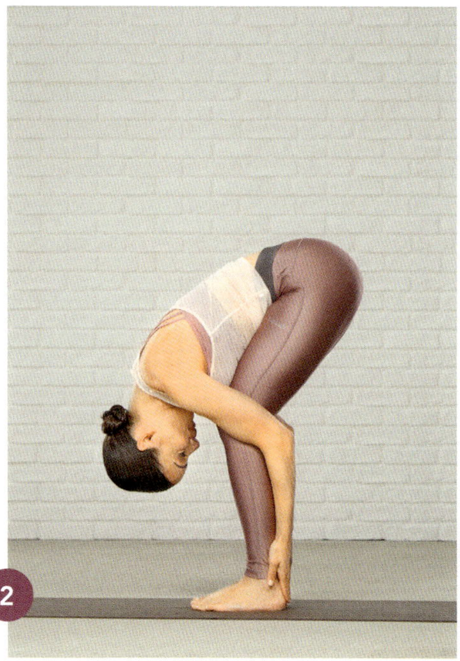

2

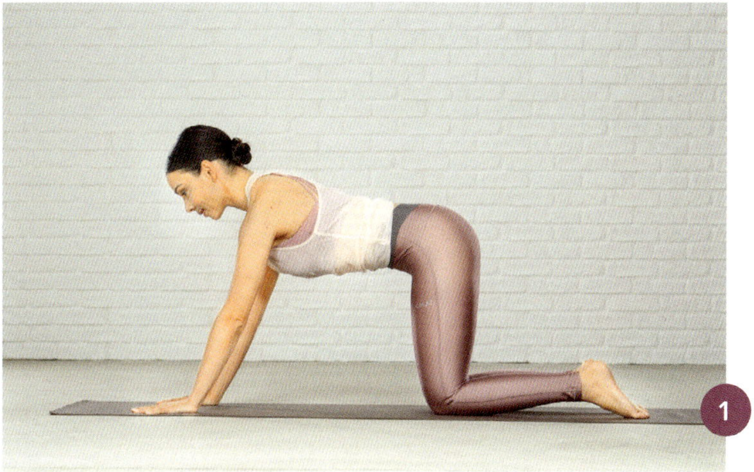

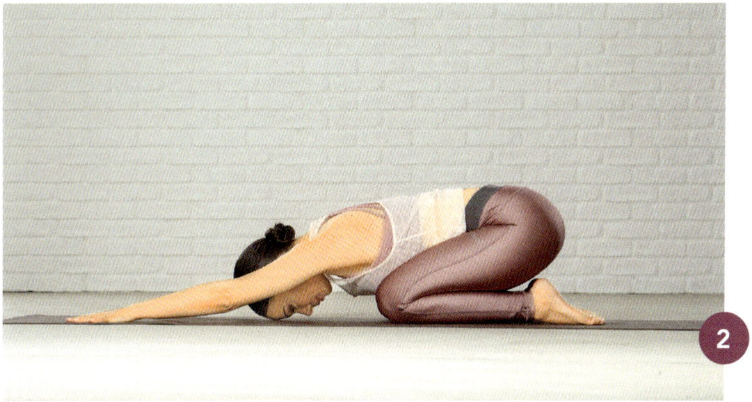

KINDESHALTUNG (BALASANA)

- Komme in den Vierfüßlerstand. Deine Hände platziere vor deinen Schultern, die Knie hinter deinen Hüftgelenken. Dein Rücken ist gerade ausgerichtet mit dem Kopf in der Verlängerung. (1)
- Atme aus.
- Setze dich nach hinten auf deine Fersen.
- Lege deine Stirn auf den Boden und strecke deine Arme nach vorne aus. Die Stirn ruht auf dem Boden oder schwebt ein paar Zentimeter darüber.
- Halte diese tiefenentspannende Position, solange du möchtest. (2)

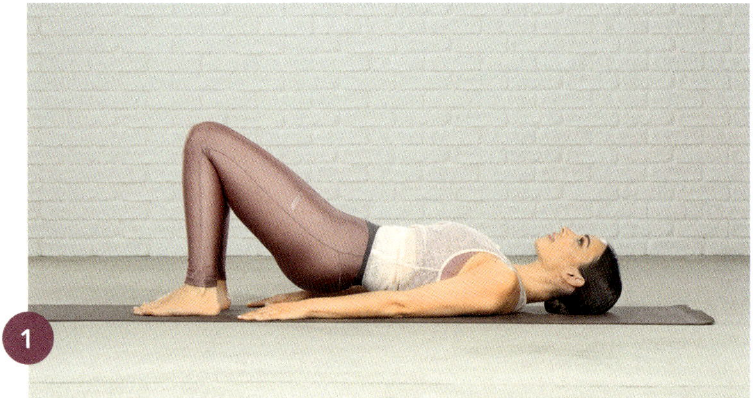

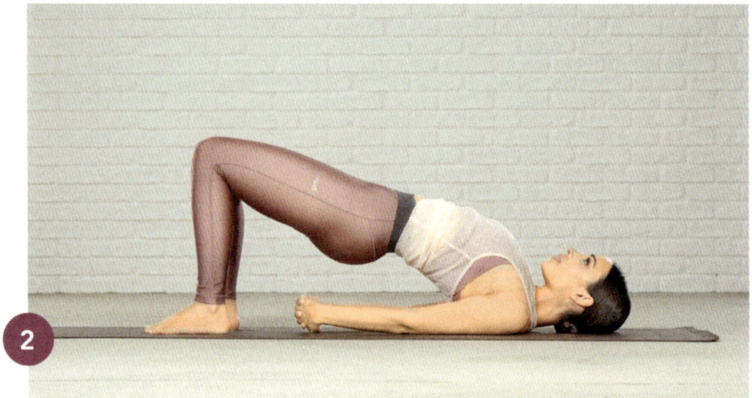

SCHULTERBRÜCKE (SETU BANDHA SARVANGASANA)

- Lege dich auf den Rücken mit den Armen neben dir am Körper. Stelle deine Beine hüftbreit an.
- Drücke den unteren Rücken sanft in die Matte, spanne deine Bauchmuskeln an und hebe dein Becken etwas an. (1)
- Atme ein oder aus.
- Hebe dein Becken höher und rolle Wirbel für Wirbel nach oben, bis du das Gewicht zwischen den Schulterblättern spürst.
- Verschränke deine Finger unter deinem Becken ineinander und robbe mit den Schulterblättern näher zusammen, bis dein Brustbein höher steht und du die Beuge im Rücken spürst.
- Halte acht bis zehn Atemzüge lang. (2)

HALBER SCHULTERSTAND (ARDHA SARVANGASANA)

- Lege dich auf den Rücken und ziehe deine Beine an, bis die Oberschenkel über dem Brustkorb schweben.
- Umgreife mit deinen Händen jeweils seitlich den unteren Rücken.
- Ziehe den Bauchnabel nach innen, aktiviere die Bauchmuskulatur und hebe den unteren Rücken und dein Becken an. (1)
- Atme ein oder aus.
- Hebe deine Beine jetzt zur Decke und lasse dein Becken in deine Hände sinken. Ziehe die Zehen zu dir.
- Die Beine wandern wieder etwas nach unten zum Körper hin.
- Halte acht bis zehn Atemzüge lang. (2)

LUST AUF MEHR?

Strecke Beine und Rücken kerzengerade und senkrecht nach oben aus.

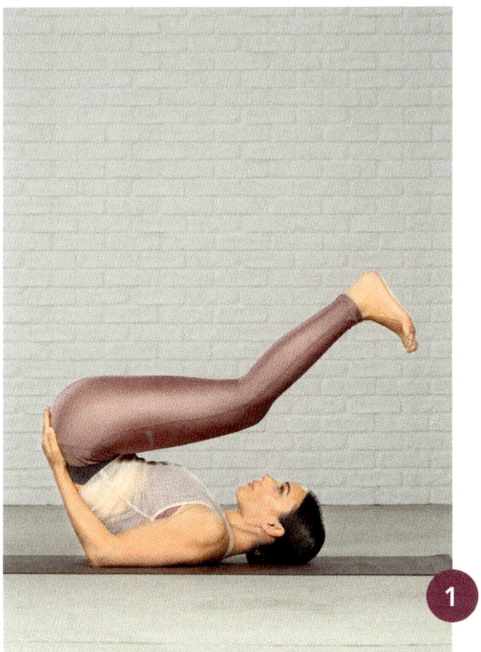

1

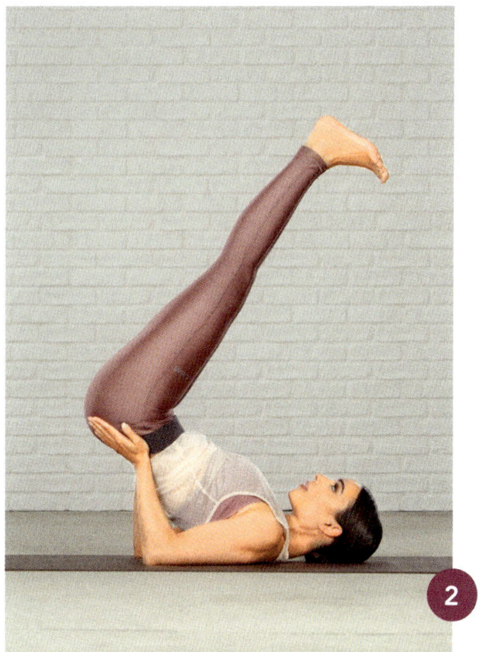

2

FISCH (MATSYASANA)

- Lege dich auf den Rücken und stelle deine Beine an.
- Stütze dich auf deinen Unterarmen ab. (1)
- Strecke Beine und Füße nach vorne aus.
- Atme ein oder aus.
- Drücke deine Unterarme etwas kräftiger in den Boden und dehne deinen Brustkorb weit nach oben zur Decke.
- Neige deinen Kopf sanft zum Brustkorb. Oder lege ihn in den Nacken. ACHTUNG: Diese Variante bitte nicht bei Beschwerden der Halswirbelsäule üben.
- Halte acht bis zehn Atemzüge lang. (2)

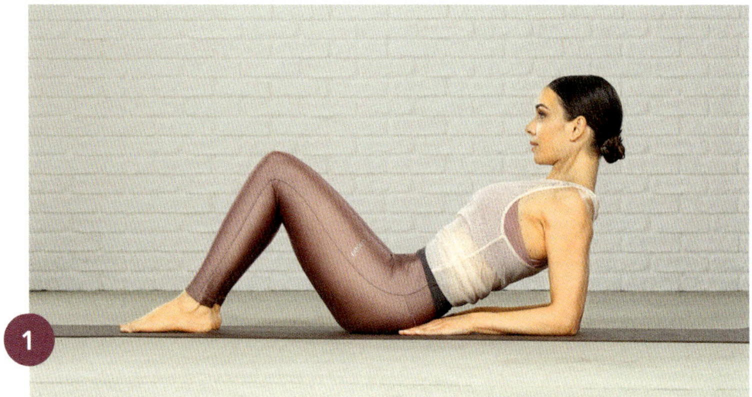

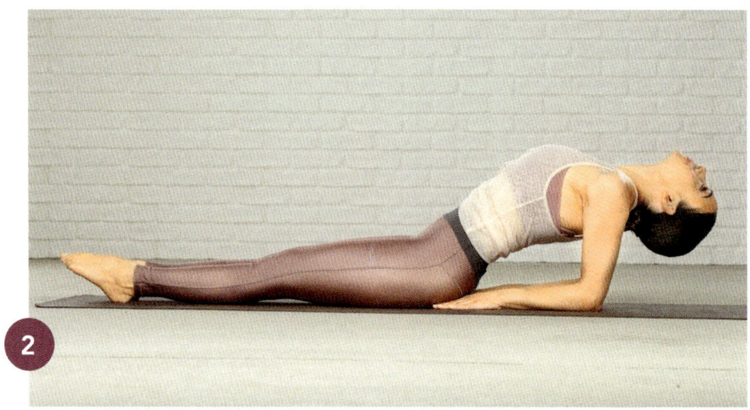

SONNENGRUSS FÜR DEN FLACHEN BAUCH

Beginne deinen Tag ab morgen früh mit diesem Flow. Zum Aufwärmen empfehle ich dir das Warm up (Klappe vorne) und die Sitzende Vorbeuge von ***Seite 90****.*

BERG

- Stelle dich aufrecht auf deine Matte. Deine Handflächen liegen vor deinem Brustbein aneinander. (1)

GESTRECKTER BERG

- Atme ein und strecke deine Arme nach oben aus. (2)

STUHL

- Atme aus und schiebe deinen Po nach hinten. Beuge deine Beine und drücke sie fest zusammen. (3)

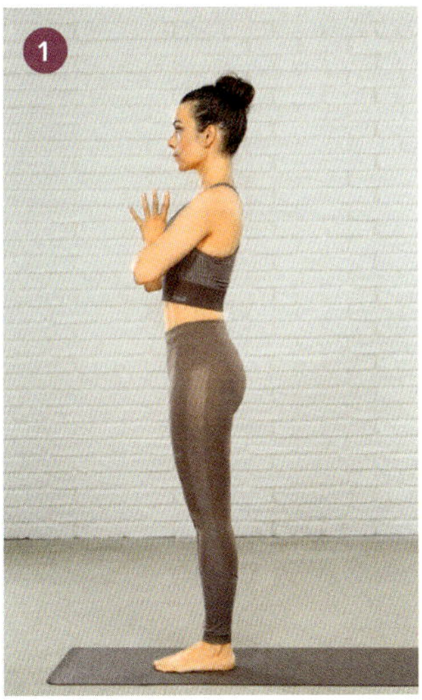

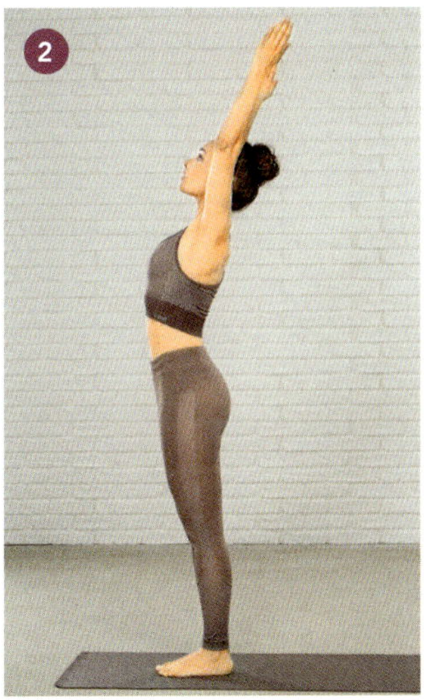

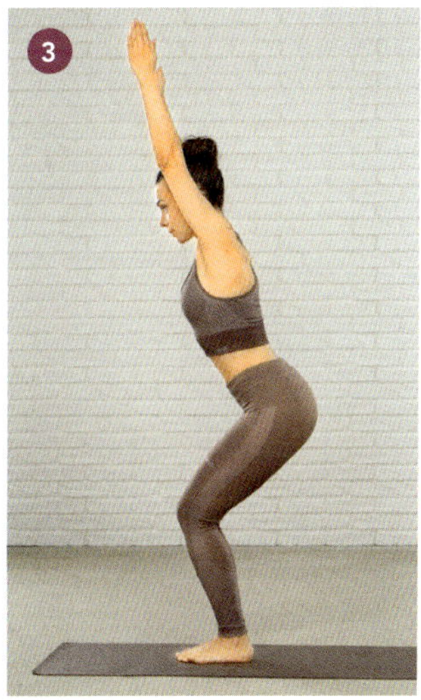

HALBE STEHENDE VORBEUGE

- Atme ein, lege deine Hände auf die Schienbeine und strecke deine Beine. (4)

STEHENDE VORBEUGE

- Atme aus und beuge dich mit angewinkelten Beinen nach unten. (5)

TIEFER AUSFALLSCHRITT RECHTS

- Atme weiterhin aus und mache in einer fließenden Bewegung mit dem rechten Bein einen großen Ausfallschritt nach hinten. Das rechte Knie liegt auf dem Boden, das linke steht über dem Fußgelenk.
- Atme ein und rolle deinen Oberkörper nach oben auf und strecke deine Arme zur Decke aus. (6)

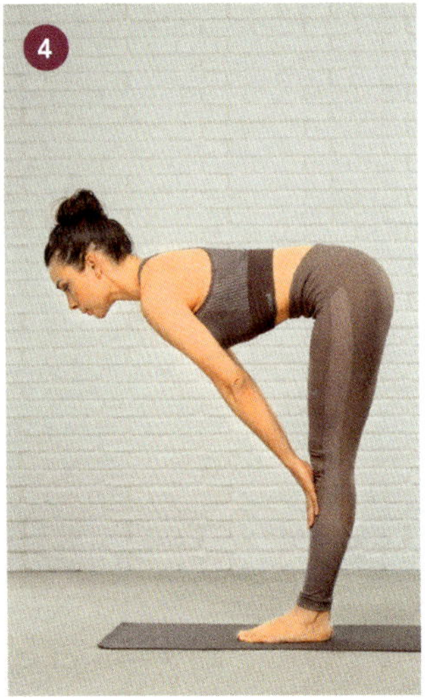

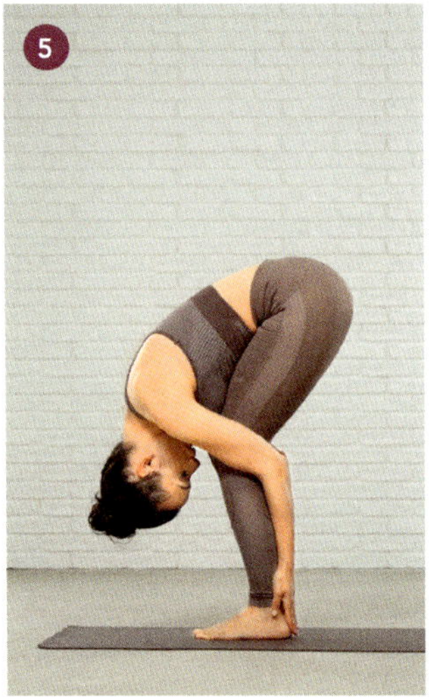

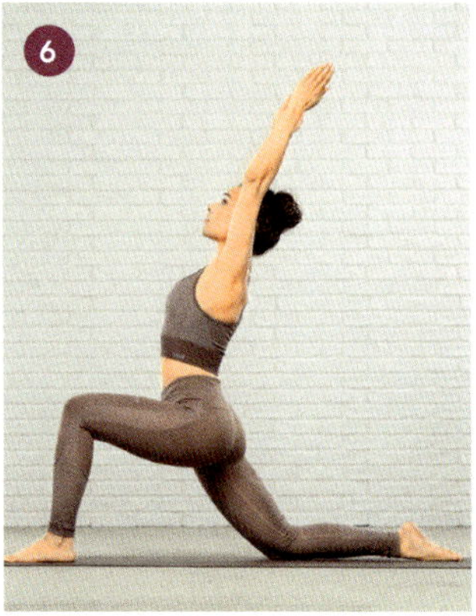

HERABSCHAUENDER HUND

- Atme aus und schwinge dein linkes Bein nach hinten zum Herabschauenden Hund mit gebeugten Beinen. (7)

PLANKE

- Atme ein und mache zwei kleine Schritte nach hinten.
- Schiebe dich nach vorne in die Planke. (8)

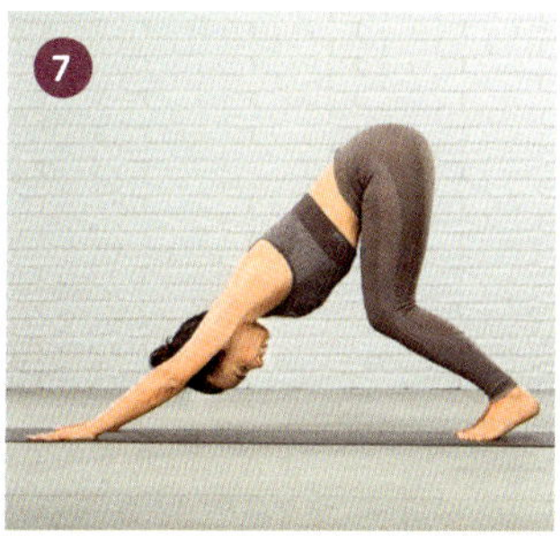

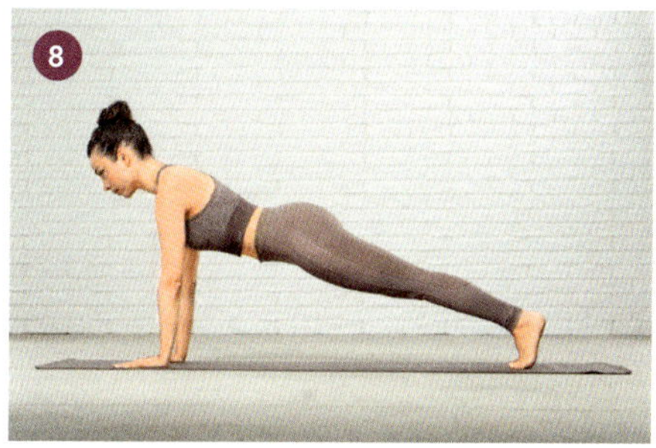

KNIE-BRUST-KINN-HALTUNG

- Atme aus und beuge Beine und Arme so an, bis Knie, Brustbein und Kinn den Boden berühren. (9)

KOBRA

- Atme ein und lege dein Becken auf dem Boden ab. Ziehe deinen Körper in die Länge und hebe deinen Brustkorb an bis in die Kobra. (10)

KINDESHALTUNG/HUND

- Atme aus und drücke dich über die Kindeshaltung (11) in den Herabschauenden Hund mit gebeugten Beinen. (12)

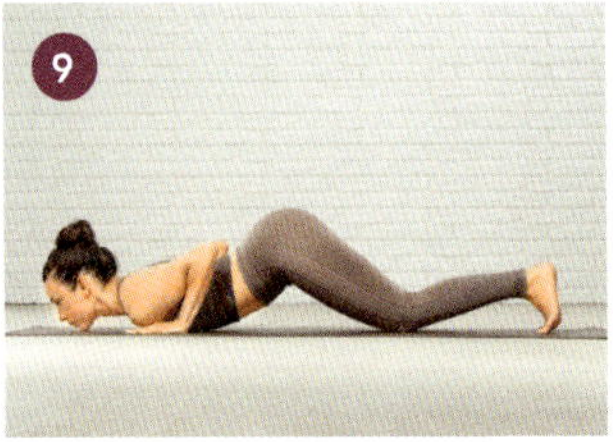

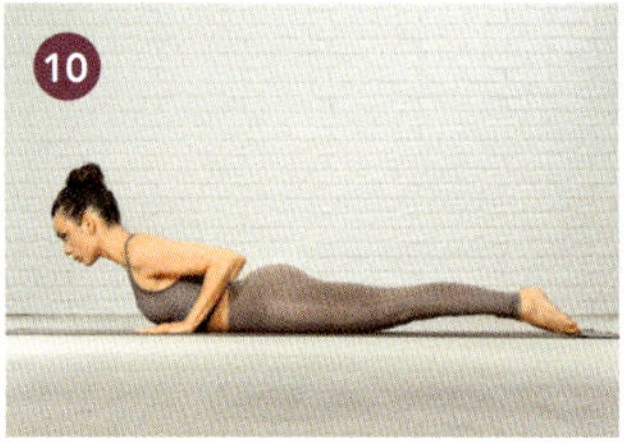

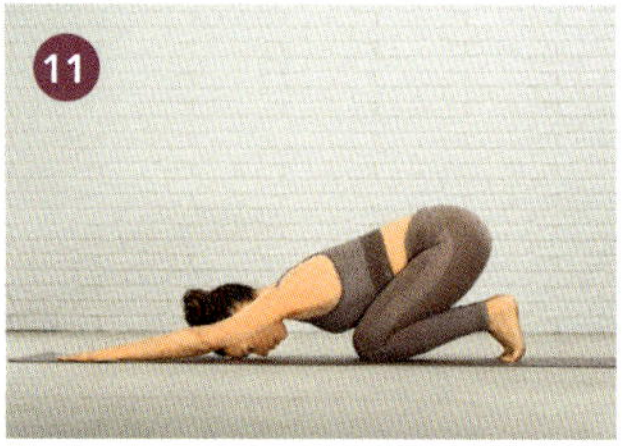

TIEFER AUSFALLSCHRITT LINKS

- Atme weiterhin aus und schwinge das rechte Bein nach vorne zum Ausfallschritt, rolle deinen Oberkörper mit der Einatmung nach oben auf. (13)

STEHENDE VORBEUGE

- Atme aus, gehe mit dem linken Bein nach vorne und in die stehende Vorbeuge. (14)

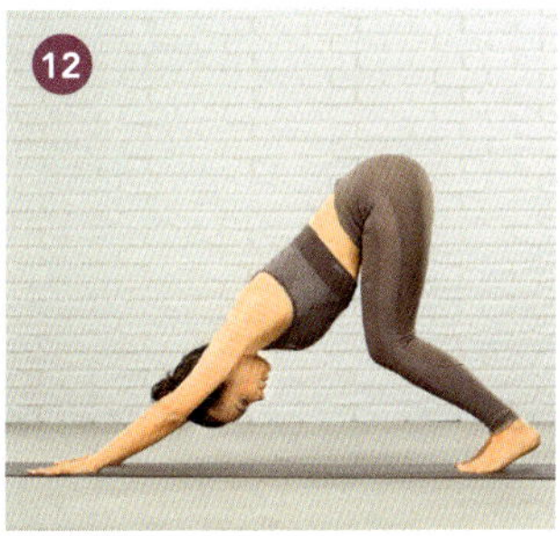

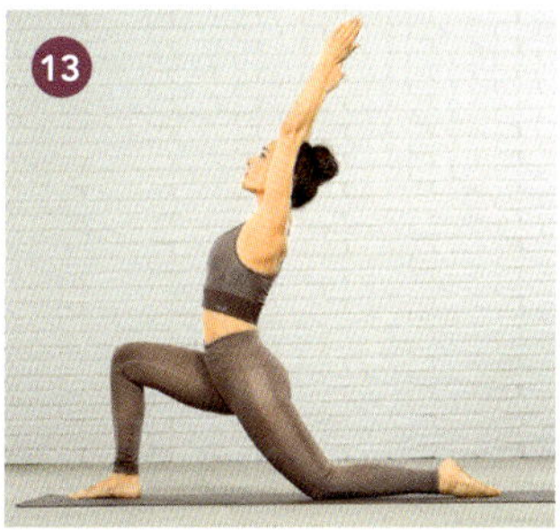

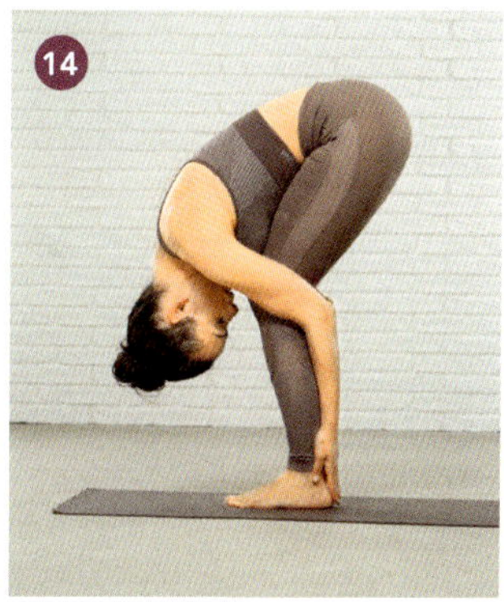

HALBE STEHENDE VORBEUGE

- Atme ein, lege deine Hände auf die Schienbein. und strecke deine Beine. (15)

STUHL

- Atme aus und hebe deinen Oberkörper an bis zum Stuhl. (16)

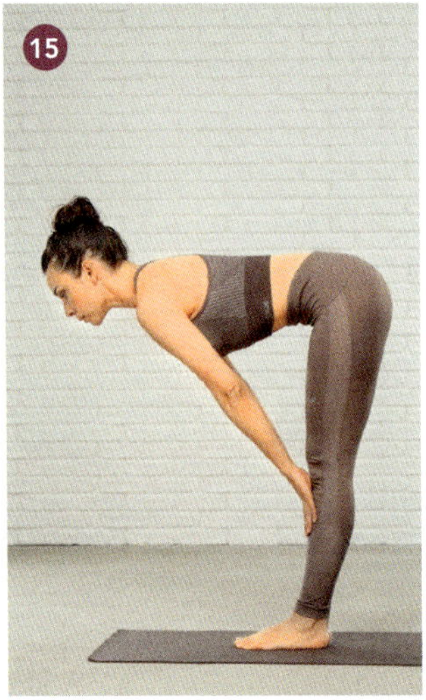

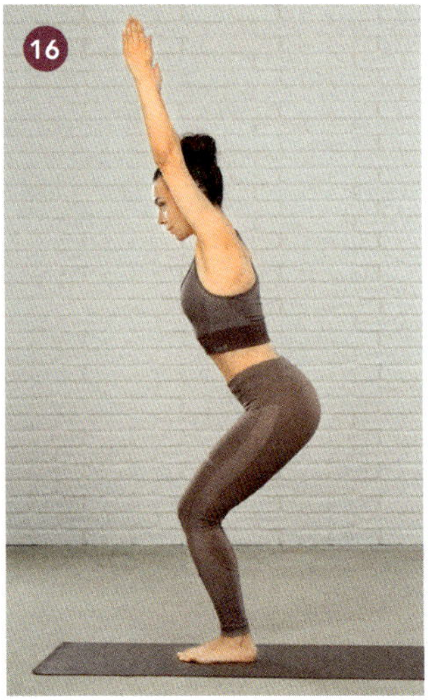

GESTRECKTER BERG

- Atme ein und strecke deine Arme nach oben aus. (17)

BERG

- Atme aus und senke deine Arme nach unten, lege die Handflächen wieder aneinander vor das Brustbein. (18)

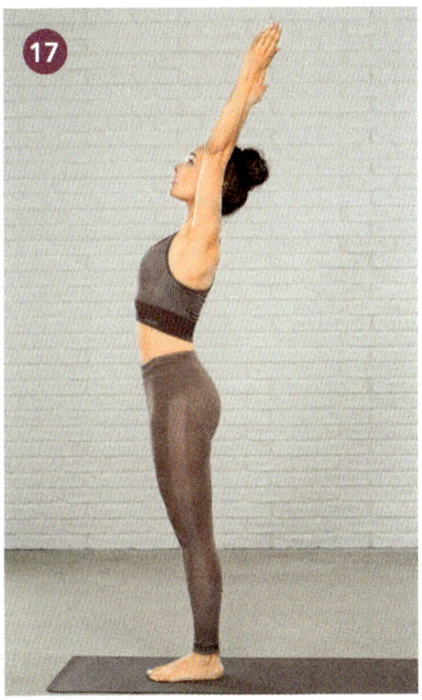

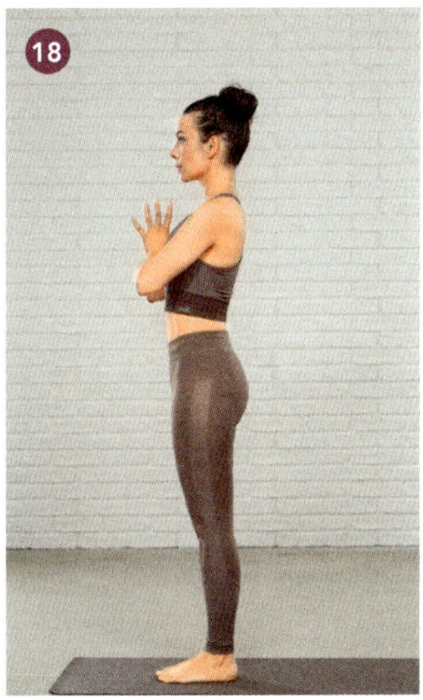

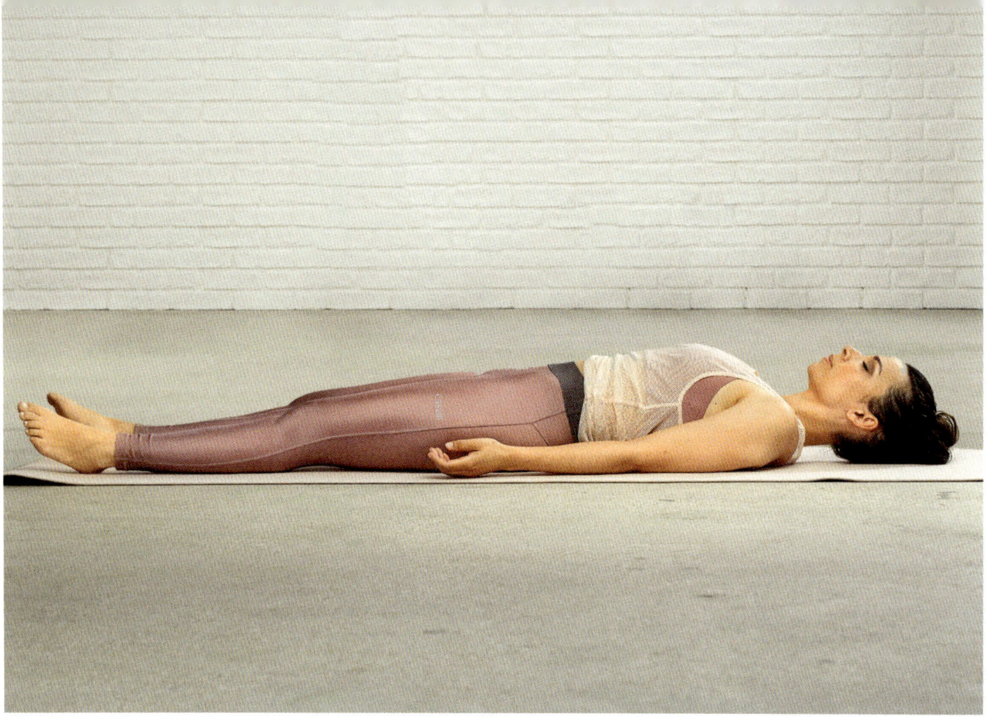

MEDITATIONEN UND ATEMÜBUNGEN

Weniger Stress macht schlank! Also lautet die Devise: »Wer schön sein will, muss entspannen!« Um zu verhindern, dass die Dickmacherhormone Cortisol und Insulin Achterbahn fahren und so den Fettabbau verlangsamen, wenn nicht sogar stoppen, ist Relaxen angesagt. Nichts leichter als das, oder? Der Alltag mit seinem unvermeidbaren Stress bringt es aber mit sich, dass uns alles andere viel leichter fällt, nur eben mit dem Runterkommen hapert es. Hier zeige ich dir, wie du mit verschiedenen aus dem Yoga inspirierten kleinen Entspannungstechniken schnell und ohne großen Aufwand zur Ruhe kommen und deinen Stoffwechsel normalisieren kannst. Und das auch, wenn um dich herum die Stürme toben …Wichtig: Nimm dir diese Auszeiten regelmäßig!

ACHTSAMKEITSÜBUNGEN

Diese Alltagsübungen kannst du jederzeit machen, wenn du zwischendurch eine unbemerkte, aber aktive Entspannungseinheit benötigst. Probier's mal aus!

ACHTSAM STEHEN

- Stelle dich aufrecht hin, die Füße etwa hüftbreit auseinander. Verlagere dein Körpergewicht von einem Fuß auf den anderen, bis beide Füße gleichmäßig belastet sind. Verlagere dein Gewicht nun etwas weiter nach vorn oder nach hinten, sodass auch Fußballen und Ferse gleichmäßig belastet sind. Dasselbe gilt für die Innen- und Außenseite des jeweiligen Fußes. Dein Körpergewicht ruht nun gleichmäßig auf vier Punkten: dem linken und dem rechten Fußballen sowie der linken und der rechten Ferse.
- Stell dir vor, dass jemand an einem unsichtbaren Faden zieht, der vom höchsten Punkt deines Kopfes nach oben führt. Das Kinn geht dabei etwas nach unten. Nimm die Schultern nach hinten und die Brust nach vorn, das Becken ist aufgerichtet.
- Experimentiere nun damit, langsam und aufmerksam dein Gewicht zu verlagern … auf den linken Fuß … auf den rechten Fuß … in Richtung des linken Vorderfußes … in Richtung der rechten Ferse ...
- Komme immer wieder zur Mitte. Genieße deine zentrierte Körperhaltung.
- Atme ein und wieder aus und beende die Meditation mit einem Lächeln.

ACHTSAM SITZEN

- Setze dich mit einem krummen und runden Rücken hin.
- Nun stelle dir deine einzelnen Wirbel als Bausteine vor, die du zu einem Turm aufbauen möchtest. Du baust den Turm von unten nach oben auf.
- Mit jedem Einatmen setzt du einen Baustein auf den nächsten und beginnst dich langsam und bewusst zu strecken.
- Wenn du am Kopf angekommen bist, dann stelle dir einen Faden vor, der dich noch weiter nach oben und in die Länge zieht.
- Spüre, wie du dein Gewicht auf beiden Sitzknochen gleichmäßig verteilt hast.
- Atme tief ein und aus.

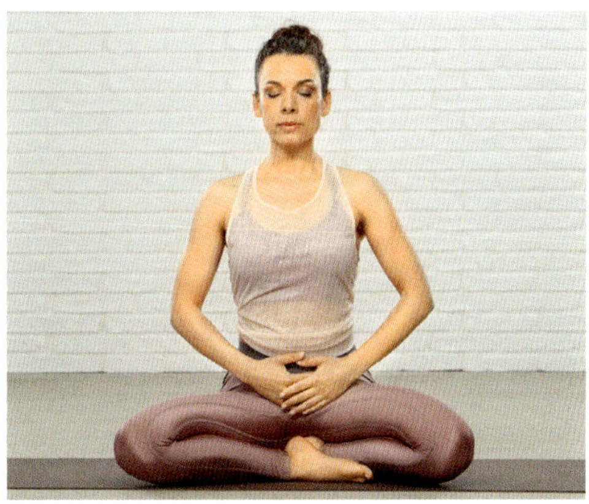

ATEMÜBUNGEN FÜR ZWISCHENDURCH

Während die Bauchatmung dir dabei helfen kann, dich zu zentrieren und dein Bauchgefühl zu fördern, vertieft die Vollatmung dein Atemvolumen.

BAUCHATMUNG

- Lege dich auf deinen Rücken und lege deine Hände auf den Bauch.
- Lenke deine Aufmerksamkeit zum Bauchraum und atme ein. Wölbe deine Bauchdecke nach außen und oben, beim Ausatmen senke den Bauch wieder nach unten. (1)

VOLLATMUNG

- Lege dich auf deinen Rücken oder wähle eine aufrechte Sitzposition.
- Atme zuerst in den Bauch ein, der Bauch wölbt sich nach außen. Dann atme weiter in den Brustkorb, nun wölbt sich der Brustkorb nach außen und vorne.
- Atme aus. Zuerst zieht sich der Brustkorb zusammen, danach der Bauch nach innen. Alternativ kannst du auch ausatmen, ohne eine Reihenfolge einzuhalten. (2)

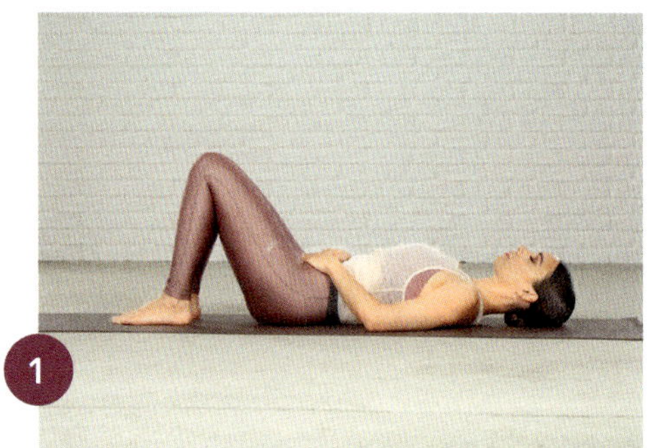

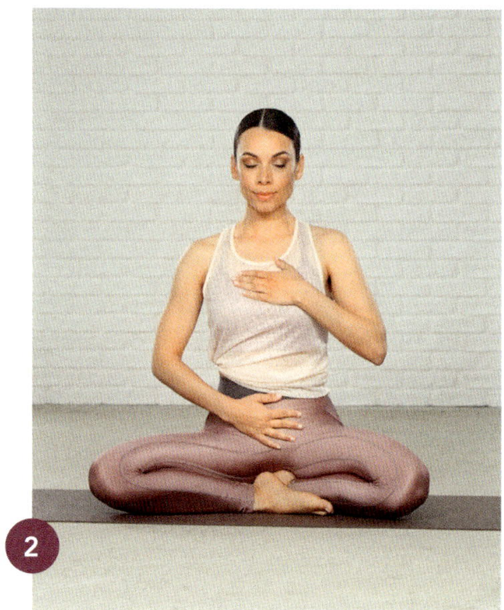

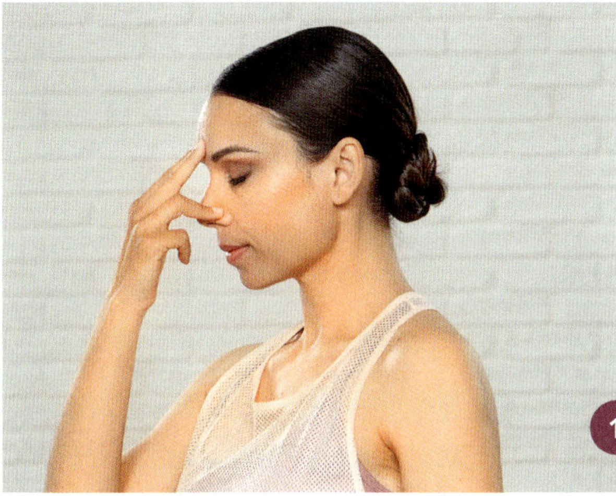

1

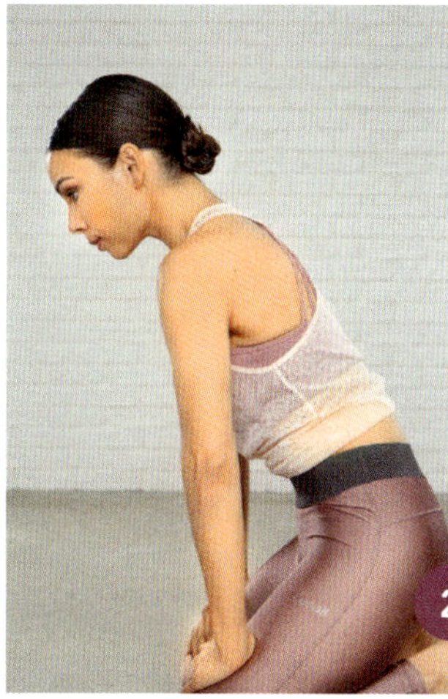

2

WECHSELATMUNG

- Begib dich in einen aufrechten und bequemen Sitz auf dem Boden oder auf einem Stuhl.
- Platziere Zeige- und Mittelfinger zwischen deinen Augenbrauen, deinen Ringfinger an einem Nasenflügel und deinen Daumen an dem anderen.
- Verschließe ein Nasenloch und atme durch das freie ein.
- Verschließe das freie Nasenloch, öffne das andere und atme hier aus.
- Atme hier wieder ein, verschließe es und atme durch das andere Nasenloch aus.
- Wiederhole diesen Vorgang 10- bis 15-mal. Atme zum Schluss 10-mal durch beide Nasenlöcher ein und aus. (1)

FEUERATMUNG

- Begib dich in einen aufrechten und bequemen Sitz oder stütze dich im Fersensitz auf deinen Oberschenkeln ab. (2)
- Atme tief in den Bauch ein.
- Beim Ausatmen stoße deine Bauchdecke etwas kräftiger nach innen, so als ob du einen kleinen Schlag in den Bauch bekommen würdest.
- Beginne immer schneller ein- und auszuatmen, dabei bewegt sich der Bauch aktiv nach außen und innen.
- Die Betonung liegt auf der Ausatmung.
- Atme für den Anfang sechs- bis achtmal ein- und aus.
- Steigere die Wiederholungszahl schrittweise auf 20 Atemzüge, bis du dich an die Übung gewöhnt hast. Wenn dir anfangs schwindelig wird, dann atme ruhiger.

MINI-MEDITATIONEN FÜR DIE SINNE

Schule mit diesen kleinen Meditationen für zwischendurch deine Sinne, entspanne dich und lerne dich und deine Bedürfnisse besser zu erspüren.

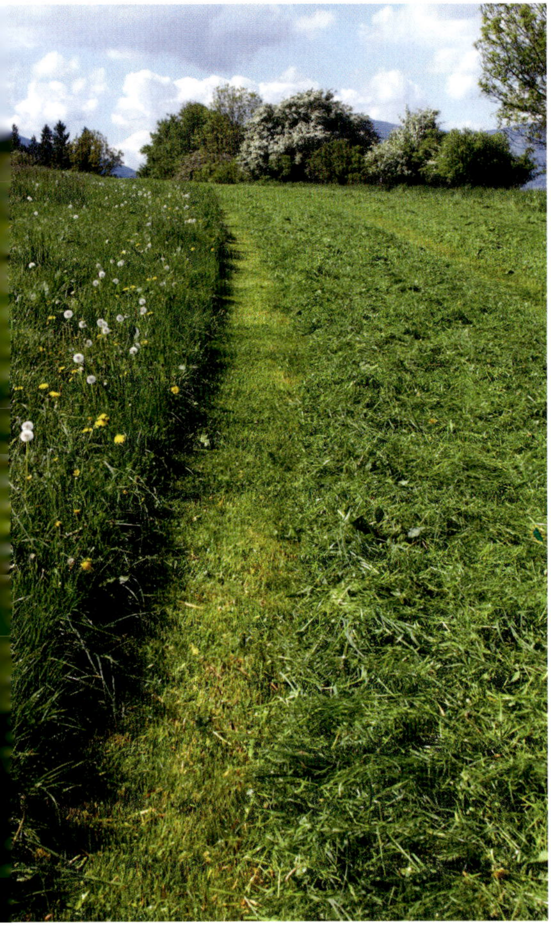

Gefühle sind eng mit Düften und Gerüchen verbunden. Oft erinnern wir uns über einen Geruch an bestimmte Erlebnisse, beispielsweise in der Natur.

RIECHEN

- Sammle mit dieser kleinen Meditationsübung neue Gerüche und gehe wach durch die Welt. Nimm dir einfach fünf Minuten Zeit und schnuppere aktiv um dich herum. Was gefällt dir, was stößt dich ab?
- Auf welche Ideen bringen dich die Gerüche?
- Was empfindest du dabei?

HÖREN

- Setz dich entspannt hin und schließe, wenn du möchtest, die Augen. Lasse deinen Atem einfach fließen. Achte auf das, was du hörst:
- Welche Geräusche erreichen dich?
- Sind sie laut oder leise?
- Horche auch auf Geräusche, die du sonst nicht wahrnimmst.
- Welche Töne und Klänge nimmst du wahr, die du vorher noch nie gehört hast?
- Wie wirken die Geräusche auf dich? Wie fühlen sie sich an?
- Unterhalten sich Menschen? Zwitschern Vögel, hupt ein Auto, rascheln Blätter?
- Manchmal tun sich Räume zwischen den Geräuschen auf, Pausen … Kannst du die Stille hören?

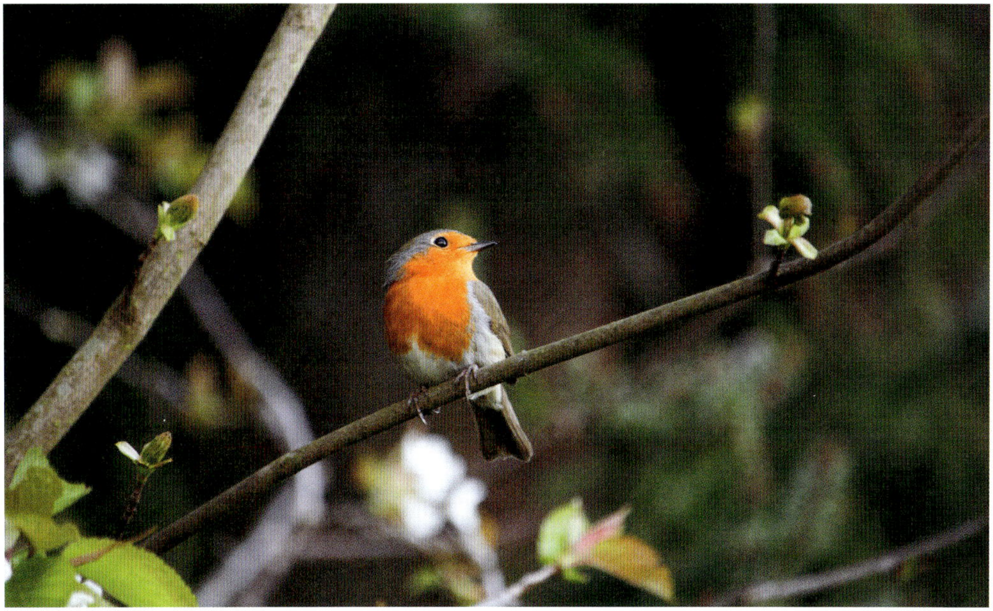

Das Gezwitscher von Vögeln ist unglaublich vielgestaltig. Gönne dir eine Achtsamkeitspause und lausche.

- Beende die Übung, öffne die Augen und höre wieder »ganz normal«.

SCHMECKEN

- Sieh dein Essen vor dir auf dem Teller an und atme tief durch. Betrachte deine Mahlzeit, ihr Aussehen, ihre Form, ihre Farben.
- Nimm nun eine Gabel oder einen Löffel voll davon zum Mund. Nun schnuppere daran. Nimm die Portion nun langsam in den Mund. Schließe die Lippen und spüre ihre Konsistenz. Achte darauf, wie sich der Geschmack ausbreitet und wie sich die Oberfläche auf deiner Zunge anfühlt.
- Bewege das Essen nun mit der Zunge in deiner Mundhöhle hin und her. Konzentriere dich auf die entstehenden Empfindungen. Was schmeckst du und was spürst du? Wie fühlt sich die Oberfläche an, wie die Konsistenz? Kaue nun so langsam wie möglich. Beachte dabei sowohl das sich immer wieder verändernde Geschmackserlebnis wie auch die unterschiedlichen Eindrücke und Gefühle. Wie gefällt dir, was du hier spürst und schmeckst? Am Ende schluckst du die kleine Portion hinunter. Immer noch bleibst du aufmerksam und ganz achtsam bei dir selbst.

SEHEN

Im Yoga kennt man die Kerzenmeditation Trataka. Sie gehört zu einer der sechs Reinigungstechniken (Kriyas) aus dem Hatha Yoga. Die Übung regt den Tränenfluss an und reinigt so die Augen, macht wach und wirkt sich – regelmäßig praktiziert – positiv auf die Sehkraft aus.

Die Kerzenmeditation wirkt tiefenentspannend und reinigt und vitalisiert die Augen als Fenster zur Seele.

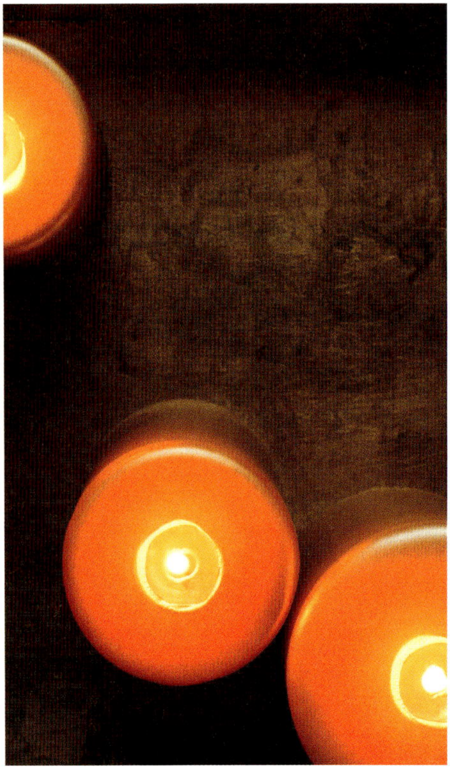

- Stelle eine Kerze in Höhe deiner Augen auf und zwei Meter von dir weg.
- Blicke mit entspannten Augen in die Flamme der Kerze, ohne zu blinzeln.
- Sollten deine Augen brennen, schließe sie und visualisiere die Flamme in dem Punkt zwischen deinen Augenbrauen. Man nennt ihn »das dritte Auge«.
- Mache die Übung anfangs höchstens vier bis fünf Minuten lang. Später kannst du sie auch verlängern, solange sie dir guttut.

FÜHLEN

- Setze dich entspannt hin (vielleicht so wie auf **Seite 107** beschrieben) und lasse deinen Atem ruhig fließen.
- Rufe dir nacheinander verschiedene Gefühle in Erinnerung: Denke zurück an das letzte Mal, als du dich so richtig geärgert hast oder traurig warst.
- Hole nun tief Luft und lasse sie langsam wieder ausströmen. Stelle dir vor: Mit dem Atem geht die Wut.
- Dann denke an eine Situation, in der du enttäuscht warst, vielleicht sogar traurig.
- Hole wieder tief Luft und atme das Gefühl langsam wieder aus.
- Jetzt erinnerst du dich an einen Moment, in dem du glücklich warst.
- Wieder atmest du tief ein, lässt die Luft ausströmen und spürst, wie das Gefühl vergeht.
- Beende die Meditation mit einem letzten tiefen Atemzug.

YOGA NIDRA

Mithilfe dieser Yoga-Technik – dem »yogischen Schlaf« – kannst du dich entspannen und zugleich tiefer liegende Bewusstseinsschichten erreichen.

Das Wort Nidra stammt aus dem Sanskrit und bedeutet »Schlaf« oder »Nicht-Bewusstheit«. Durch eine völlige Entspannung bei klarem Bewusstsein kann man im Yoga Nidra einen Zustand von Wachsein und Schlaf zugleich erreichen. Körperliche, geistige und seelische Aktivitäten kommen zur Ruhe. Yoga Nidra entspannt, regeneriert Körper, Geist und Seele, macht den Geist wach und stärkt das Immunsystem. Entwickelt wurde diese yogische Form der Tiefenentspannung bei innerer Bewusstheit von dem international bekannten Yogameister Swami Satyananda Saraswati (1923–2009) und ab Mitte der 1970er Jahre im Westen eingeführt. Er selbst übersetzte Yoga Nidra gerne mit »bewusster, dynamischer oder psychischer Schlaf«.

GEFÜHRTE TIEFENENTSPANNUNG

Bei der angeleiteten Entspannungsübung werden Körper und Gehirn in den sogenannten Alpha-Zustand versetzt. Dabei erreicht man eine tiefe und vollkommene Entspannung. Mit Alpha-Phase bezeichnet man in der Schlafforschung den Übergangszeitraum zwischen Wachsein und Schlafen. In dieser Phase entsteht der Yoga-Nidra-Zustand.

Durch die Tiefenentspannung bauen sich nicht nur Stresssymptome und Nervosität ab, zugleich kann man mit etwas Übung die im Unterbewussten liegenden psychischen Kräfte – deine individuellen Ressourcen – ins Bewusstsein fördern.

YOGA NIDRA ÜBEN

Yoga Nidra hat immer einen bestimmten Ablauf. Die Übung führt von der äußeren Ebene der Wahrnehmung systematisch in die tieferen Ebenen und von dort wieder systematisch zurück. Darin eingebettet sind verschiedene Elemente mit einem klaren Aufbau. Diese können dem jeweiligen Übungsgrad entsprechend variiert werden. Etwa ein Drittel der Übung gilt der Körperwahrnehmung. Während dieser Zeit geht es darum, Körper und Geist in eine Einheit zu bringen, was wir im Alltag nur selten beachten (können). Ist die Wahrnehmung jedoch ganz auf den Körper gerichtet, können die Gedanken nicht ausbrechen und ihre eigenen Wege gehen. Beim Üben solltest du achtsam bleiben. Die Entspannung mit Yoga Nidra dauert etwa 30 Minuten. Das entspricht dem Regenera tionseffekt von zwei Stunden Schlaf.

AFFIRMATIONEN

Mit den selbstbejahenden Sätzen kannst du erfolgreich Veränderungen in deinem Leben unterstützen und dich wieder stärker mit deinem Körper verbunden fühlen.

VON DER KRAFT DER GEDANKEN

Sagenhafte 50 000 Gedanken rasen durch das Gehirn von jedem von uns, und das Tag für Tag – bei Nobelpreisträgern und Schachspielern sind es wahrscheinlich noch ein paar mehr. Viele unserer Verhaltensmuster und Gewohnheiten finden in diesen Gedanken ihren Ursprung und beeinflussen uns bewusst und unbewusst. Dazu gehören Gedanken wie: Ich kann einfach nicht abnehmen, genauso wie »Yes, we can!« (zu Deutsch in etwa: »Ja, wir schaffen das!«) des ehemaligen US-Präsidenten Barack Obama.

Wenn du dir klarmachst, wie eng deine Gedankenwelt mit deinen Gefühlen und Handlungen zusammenhängt, dann hast du ein überaus effizientes Werkzeug zur Hand, um Verhaltensweisen zu verändern, die dich vielleicht stören oder dir in deinem Leben hinderlich sind.

POSITIVE SELBST-PROGRAMMIERUNG

Affirmationen (der Begriff stammt aus dem Lateinischen und bedeutet so viel wie »bejahen, beglaubigen«) ähneln sehr den Visualisierungen, die in der Psychologie als wirksames Mittel für Verhaltensänderungen eingesetzt werden. Dabei malst du dir zum Beispiel in Bildern deine Zukunft aus, wie du aussiehst, wie es dir geht, wie du lebst. Genauso wie eine tatsächliche Wahrnehmung in der Wirklichkeit löst das vorgestellte Bild Gefühle und Körperreaktionen aus. Diese Vorstellungsübung (Ich bin gesund. Ich bin heiter und gelassen. Ich habe einen schönen Wohlfühlbauch. Ich liebe mein Leben.) kann man gezielt einsetzen, um ein neues Verhalten oder eine gesündere Haltung einzuüben.

Mit einer Affirmation – einem Glaubenssatz – formulierst du in Gedanken ein Ziel und kannst es dir dadurch bewusster machen. Mit jeder Erinnerung wird es gegenwärtiger und dein Wille stärker, dieses Ziel in die Realität umzusetzen und zu verwirklichen. Doch wie geht man es an?

»ICH BIN SCHLANK UND ZUFRIEDEN.«

Einer der Klassiker der Selbstprogrammierung ist der Satz: »Ich bin dick«. Denn es gibt auch jede Menge negativer Glaubensätze, die unser Leben beeinflussen. Diese Überzeugung kannst du mit einer Affirmation überschreiben. Wenn du nun damit anfängst zu denken: Ich bin schlank, dann schenkt dein Unterbewusstsein dem neuen Gedanken zu Beginn noch nicht viel Aufmerksamkeit, weil du vielleicht fünfmal am Tag vor dem Spiegel stehst und etwas anderes denkst. Wenn du jetzt aber, so oft es geht, den ersten Satz mit dem zweiten Satz »überschreibst«, wirst du dich bald besser fühlen. Du empfindest dich um die Mitte herum dünner und verhältst dich auch zunehmend so, dass du abnehmen wirst. Und mit der Zeit wird der neue Satz zutreffen, der andere ist überschrieben und nicht mehr bedeutsam für dich.

SO KLAPPT'S AM BESTEN

Abends vor dem Schlafengehen ist der beste Zeitpunkt für eine Affirmation. Im Nachtschlaf verfestigen sich neue Informationen im Gehirn, jetzt lernen wir.
Du kannst sie aber natürlich auch morgens vor deinem Spiegelbild aussprechen, unhörbar in Gedanken in der U-Bahn aufsagen, in Schriftform zu Papier bringen und den Zettel an den Badezimmerspiegel, an den Kühlschrank oder an deinen Computerbildschirm hängen oder in eine Entspannungsübung oder Atemübung einfließen lassen.
Du kannst beispielsweise eine der Entspannungspositionen von **Seite 107** im Stehen oder im Sitzen einnehmen und während du dich achtsam ins Hier und Jetzt begibst, dir deinen Satz aufsagen – laut oder unhörbar. Wähle die Form, die sich für dich am besten leicht in deinen Alltag integrieren lässt.
Wichtig ist:

- Eine Affirmation muss immer *positiv formuliert* sein ohne die Wörter »kein keine/kein, nicht« etc.
- Eine Affirmation muss so *konkret wie möglich* sein. Nicht nur: »Ich bin schlank«, sondern »Ich liebe mein Yoga«, »Ich ernähre mich bewusst und gesund« etc.
- Eine Affirmation muss immer in der *Gegenwart* formuliert sein, so als wäre die Behauptung bereits eingetreten und Wirklichkeit, weil das Unterbewusstsein keine Vergangenheit oder Zukunft kennt.

AFFIRMATIONEN FÜR KÖRPER UND SEELE

- Ich achte auf meine Bedürfnisse.
- Ich gebe meinem Körper das, was für ihn gut ist.
- Ich fühle mich jeden Tag mehr und mehr mit meinem Körper verbunden.
- Ich behandle meinen Körper mit Respekt.
- Ich glaube jeden Tag mehr an mich und meine Fähigkeiten.
- Ich bin voller Kraft und Tatendrang.
- Ich bin wertvoll.
- Ich komme meinem Wohlfühlbauch jeden Tag ein Stück näher.

ENTSPANNUNGS-FLOW

Diese Sequenz ist ein wahrer Allrounder. Sie entspannt den Geist und stimuliert die Bauch- und Unterleibsorgane. Halte alle Positionen sechs bis acht Atemzüge, im »Umgekehrten See« kannst du gerne länger bleiben. Lasse deinen Atem fließen.

LIEGENDE WINKELPOSITION

- Komme in die Rückenlage, lege deine Fußsohlen aneinander und öffne beide Knie nach außen.(1)

KNIE-BRUST-HALTUNG

- Ziehe deine Oberschenkel zum Brustkorb und umarme deine Beine. (2)

KROKODIL LINKS

- Lege deine Beine übereinander nach links auf den Boden und breite deine Arme aus. Lagere den Kopf bequem. (3)

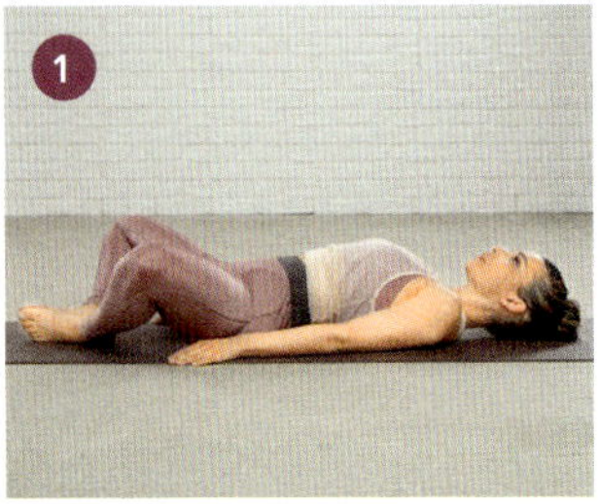

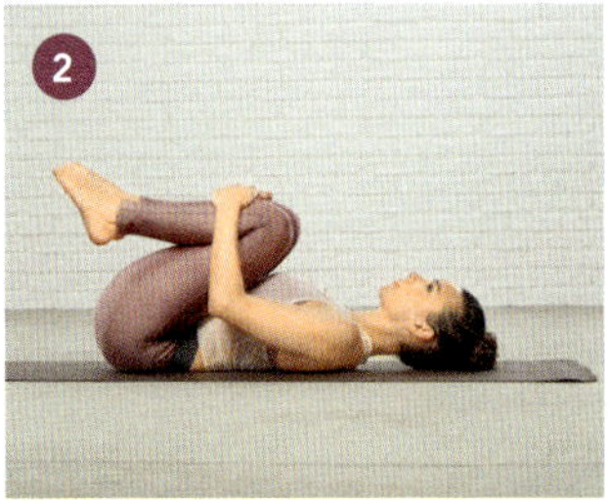

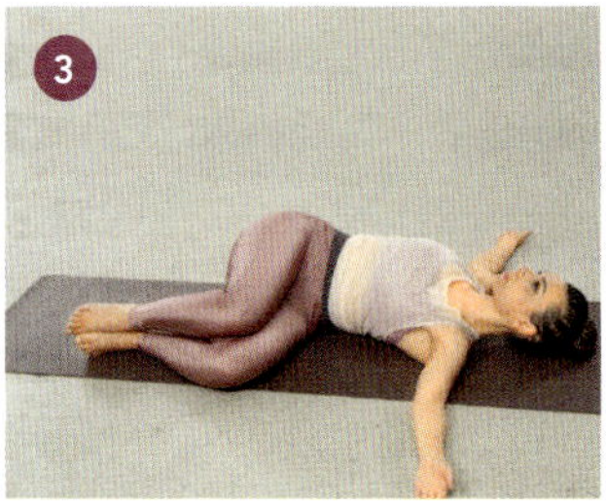

GEZOGENES KROKODIL RECHTS

- Bringe die rechte Ferse näher zur linken Gesäßhälfte und stelle das linke Bein auf den rechten Oberschenkel. (4)
- Wiederhole die ersten vier Asanas dieses Flows jeweils zur anderen Seite. (1) bis (4)

SCHULTERBRÜCKE

- Stelle deine Beine hüftbreit auf und hebe Becken und Rücken zur Schulterbrücke hoch. Rolle wieder nach sechs bis acht Atemzügen ab. (5)

UMGEKEHRTER SEE

- Strecke deine Beine entspannt nach oben aus und lege sie an der Wand an oder erhöhe dein Becken mit Blöcken oder einem dicken festen Kissen.
- Deine Hände liegen auf dem Bauch, in den du entspannt ein- und ausatmest. (6)

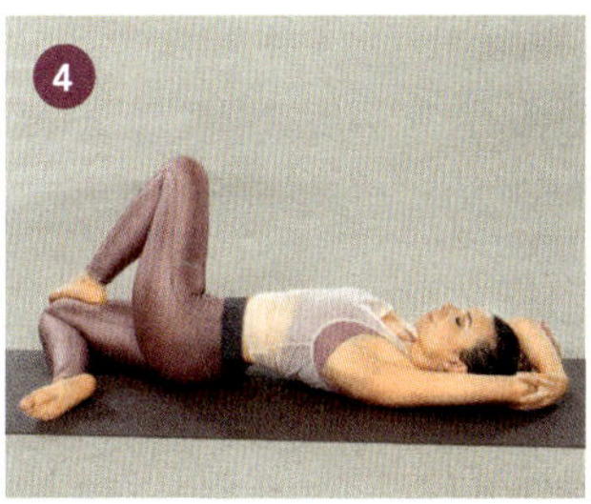

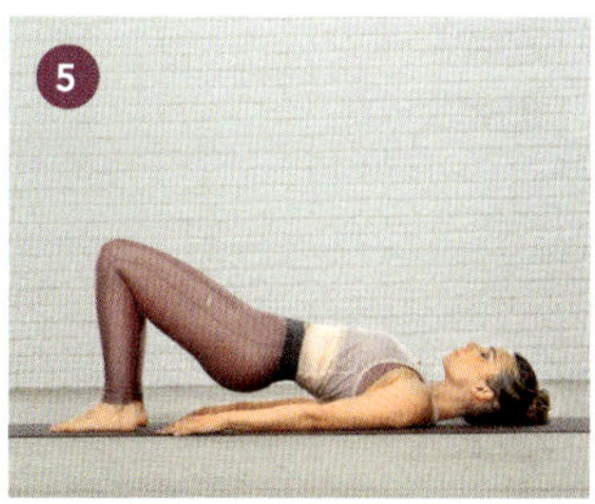

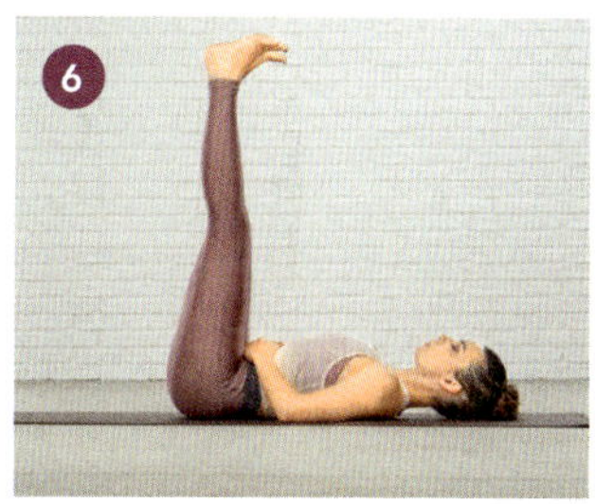

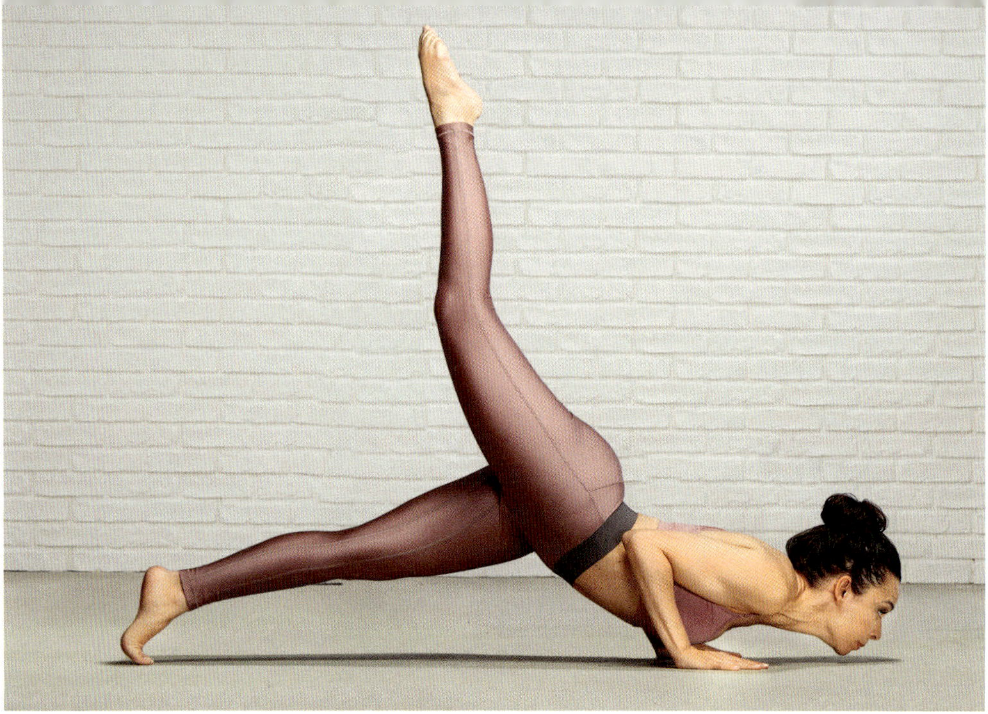

DAS SECHS-WOCHEN-PROGRAMM

Auf den nächsten Seiten findest du ein Sechs-Wochen-Programm. Du kannst sofort damit loslegen, genauso wie mit dem Sonnengruß von **Seite 99** und dem Entspannungs-Flow von **Seite 116**. Die Programme haben den Vorteil, dass du nicht groß darüber nachdenken musst, welche Übungen du miteinander kombinierst oder wie du damit anfangen kannst, deine Ernährungsumstellung sinnvoll und zugleich leicht und bewusst in die Praxis umzusetzen. Ergänzt wird das Programm mit Empfehlungen für Kurzzeitmeditationen und positive Affirmationen zur Unterstützung deines Projekts »schöner flacher Wohlfühlbauch«.

Übe jedes Programm zwei- bis dreimal in der Woche mit mindestens einem Tag Pause dazwischen.

YOGAPROGRAMM FÜR DIE ERSTE WOCHE

Jetzt kannst du loslegen. Lies dir vorher die Stepanleitungen im Asana-Kapitel durch und sieh dir die Bilder an, um dir die korrekten Haltungen einzuprägen.

DIE YOGA-ASANAS

- Warm-up (Schulterkreisen und Katze/Kuh – **siehe vordere Innenklappe**)
- Boot 1 (**siehe Seite 70**)
- Sitzende Vorbeuge (**siehe Seite 92**)
- Drehsitz (**siehe Seite 89**)
- Berg (**siehe Seite 84**)
- Held II (**siehe Seite 85**)
- Herabschauender Hund (**siehe Seite 93**)
- Kindeshaltung (**siehe Seite 95**)
- Bauchatmung (**siehe Seite 108**)

ERNÄHRUNG

- Beginne in dieser ersten Woche damit, dein Ernährungstagebuch zu führen (**siehe Seite 44**). Führe das Tagebuch nach jeder Mahlzeit, damit du nichts vergisst. Das Erinnerungsvermögen lässt einen gerne mal im Stich, wenn man mal schnell etwas zwischendurch isst ...
- Versuche die Mengen an Kohlenhydraten, Eiweiß und Gemüse zu schätzen, damit du einen Überblick bekommst, wo du noch etwas verbessern kannst.
- Als erste Maßnahme für deine Ernährungsumstellung nimmst du dir für diese Woche vor, dreimal täglich zu essen und dazwischen fünf Stunden Essenspause einzuhalten.

AFFIRMATIONEN

- Ich bin voller Kraft und Tatendrang.
- Ich gebe meinem Körper das, was für ihn gut ist.

MEDITATION

- Riechen (**siehe Seite 110**)

YOGAPROGRAMM FÜR DIE ZWEITE WOCHE

In dieser Woche wirst du mit deiner Ernährungsumstellung fortfahren, Schritt für Schritt. Denn nur kleine Veränderungen bringen dich zu deinem Wunschbauch.

DIE YOGA-ASANAS

- Warm-up (Hüftgelenks- und Wirbelsäulenmobilisation – **siehe vordere Innenklappe**)
- Boot 2 (**siehe Seite 70**)
- Schräges Boot (**siehe Seite 75**)
- Planke (**siehe Seite 72**)
- Friedvoller Krieger (**siehe Seite 78**)
- Dreieck (**siehe Seite 79**)
- Baum (**siehe Seite 86**)
- Achtsam stehen (**siehe Seite 107**)

ERNÄHRUNG

- Du hast nun dein Ernährungstagebuch geführt und kannst jetzt überlegen, welche Maßnahmen du ergreifen kannst, um dein Ernährungsverhalten zu verbessern. Du trinkst zum Beispiel zu wenig? Dann heißt deine erste Maßnahme: Jeden Tag 2 Liter Wasser oder Tee trinken. Oder: Du isst zu wenig Gemüse. Dann sorgst du ab dieser Woche morgens, mittags und abends für größere Gemüserationen (roh oder gegart, wie du magst).
- Schreibe alle diese Maßnahmen auf und versuche in jeder Woche eine umzusetzen, aber denke daran: Kleine Schritte!
- Als zweite Maßnahme fängst du damit an, deine Eiweißmengen zu optimieren. Morgens geht das ganz einfach, indem du ein, zwei oder auch drei Eier isst oder ein Glas Milch, Sojadrink oder Nussdrink trinkst. Du wirst sehen, so hältst du deine Essenspausen spielend durch!

AFFIRMATION

- Ich behandle meinen Körper mit großem Respekt.

MEDITATION

- Schmecken (**siehe Seite 111**)

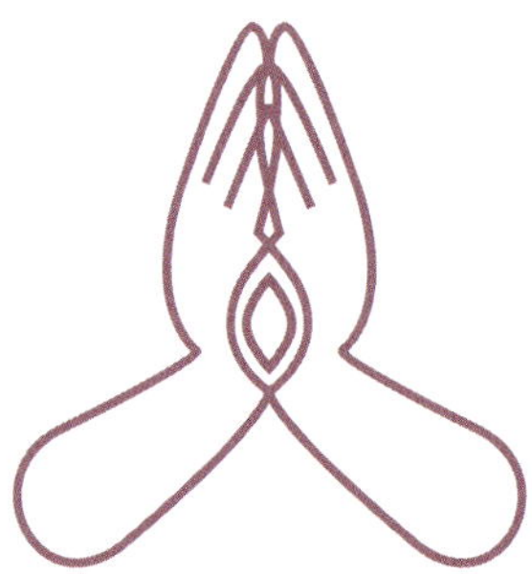

YOGAPROGRAMM FÜR DIE DRITTE WOCHE

In dieser Woche wirst du deine Ernährung weiter optimieren. Die Eiweißportionen hast du im Blick, jetzt ersetzt du Kohlenhydrate auch mal durch Gemüse und Salat.

DIE YOGA-ASANAS

- Warm-up (Schulterkreisen, Katze/Kuh und Wirbelsäulenmobilisation – **siehe vordere Innenklappe**)
- Boot 3 (**siehe Seite 71**)
- Boot 4 (**siehe Seite 71**)
- Geneigter Drehsitz (**siehe Seite 91**)
- Taillendreieck (**siehe Seite 82**)
- Seitliche Flankendehnung (**siehe Seite 83**)
- Gedrehtes Kamel (**siehe Seite 76**)
- Vollatmung (**siehe Seite 108**)

ERNÄHRUNG

- Auch in dieser Woche setzt du eine deiner Maßnahmen um. Du isst vielleicht gerne zwischendurch, weil du gestresst bist. Dann versuche immer dann, wenn du das Gefühl hast, du brauchst jetzt Schokolade oder ein süßes Teilchen, weil du gerade so genervt bist, eine Entspannungsübung zu machen. Ab **Seite 106** findest du einige, die du in Nullkommanix einsetzen kannst.
- Als zweite Maßnahme nimmst du in dieser Woche deine Kohlenhydratmengen in Form von Brot, Nudeln, Müsli. Kartoffeln, Reis und anderem Getreide in den Blick. Versuche gerade bei Mahlzeiten, wo du gerne viel davon isst, ein bisschen zu sparen und durch Gemüse und nicht zu süßes Obst zu ersetzen. Wenn du mittags gerne Spaghetti isst, dann iss sie ruhig, bestelle aber eine große Portion Salat und nur einen halben Teller Nudeln. Ins Müsli gibst du einfach eine Handvoll TK-Beeren. Sei kreativ und verbiete dir nichts!

AFFIRMATION

- Ich fühle mich jeden Tag mehr und mehr mit meinem Körper verbunden.

MEDITATION

- Sehen (**siehe Seite 112**)

YOGAPROGRAMM FÜR DIE VIERTE WOCHE

Ändere nur die Gewohnheiten, von denen du sicher bist, dass es funktioniert. Und wo es vielleicht mal schwieriger wird, gilt die »flexible Kontrolle«.

DIE YOGA-ASANAS

- Warm-up (Schulterkreisen, Katze/Kuh und Handgelenksdehnung – **siehe vordere Innenklappe**)
- Kobra (**siehe Seite 87**)
- Heuschrecke (**siehe Seite 88**)
- Kindesstellung (**siehe Seite 93**)
- Gerundete Planke (**siehe Seite 77**)
- Seitstütz (**siehe Seite 81**)
- Gedrehte Kindeshaltung (**siehe Seite 90**)
- Fisch (**siehe Seite 98**)
- Schulterbrücke (**siehe Seite 96**)
- Vollatmung (**siehe Seite 108**)

ERNÄHRUNG

- Du hast vielleicht festgestellt, dass du hin und wieder aus Langeweile isst. Das kommt gar nicht so selten vor. Gönne dir ab sofort stattdessen eine extra Yogaeinheit. Dazu musst du dich auch nicht groß umziehen. Probiere einfach eine Asana deiner Wahl aus oder mache den schönen Entspannungs-Flow von **Seite 116**. Der bringt dich auf andere Gedanken.
- Wenn du eingeladen bist oder dich der Kollege nachmittags auf ein Stück Kuchen einlädt, verbiete dir nichts. Aber probiere es aus, ob von dem Extra auch nur die Hälfte geht. Das nennt man in der Ernährungspsychologie flexible Kontrolle.

AFFIRMATION

- Ich fühle, dass die Yogapraxis und eine auf meine Bedürfnisse abgestimmte Ernährung mir guttun.

MEDITATION

- Hören (**siehe Seite 110**)

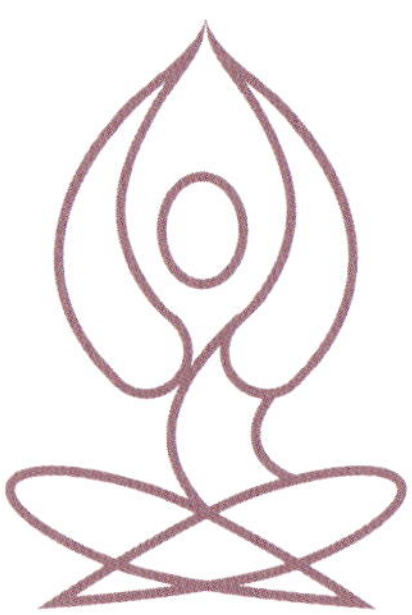

YOGAPROGRAMM FÜR DIE FÜNFTE WOCHE

Nimm dir Zeit für dich und bleibe geduldig. Sei stolz auf dich, wie weit du schon gekommen bist, und genieße deinen neuen bauchfreundlichen Lebensstil.

DIE YOGA-ASANAS

- Feueratmung (**siehe Seite 109**)
- Warm-up (Schulterkreisen, Handgelenksdehnung, Wirbelsäulenmobilisation und Katze/Kuh – **siehe vordere Innenklappe**)
- Vorübung 1 Krähe (**siehe Seite 73**)
- Vorübung 2 Krähe (**siehe Seite 73**)
- Geneigter Drehsitz (**siehe Seite 91**)
- Stehende Vorbeuge (**siehe Seite 94**)
- Taillendreieck (**siehe Seite 82**)
- Seitlich geneigter Baum (**siehe Seite 80**)
- Herabschauender Hund (**siehe Seite 93**)
- Planke (**siehe Seite 72**)
- Gedrehte Kindeshaltung (**siehe Seite 90**)
- Krähe (**siehe Seite 74**)
- Halber Schulterstand (**siehe Seite 97**)

ERNÄHRUNG

- Versuche, eine neue Reihenfolge beim Essen einzuhalten. Zuerst trinkst du ein halbes Glas Wasser in kleinen Schlucken. Dann isst du zuerst dein Gemüse oder deinen Salat, dann die Eiweißportion aus Hülsenfrüchten, Fleisch, Fisch oder Eiern. Wenn du dann noch Hunger hast, kannst du zu den Sättigungsbeilagen (Kartoffeln, Nudeln, Brot & Co.) greifen.
- Wenn du das Gefühl hast, dass sich kein Abnehmerfolg einstellt, besprich deine Ernährungsanalyse mit einem Spezialisten. Übergewicht ist eine chronische Erkrankung und nicht immer allein zu bewältigen. Adressen von Ernährungsmedizinerinnen in deiner Nähe findest du unter www.bdem.de.

AFFIRMATION

- Ich komme meinem Wohlfühlbauch mit jedem Tag ein Stück näher.

MEDITATION

- Fühlen (**siehe Seite 112**)

YOGAPROGRAMM FÜR DIE SECHSTE WOCHE

Du bist weit gekommen, Gratulation. Bleibe weiter ein so guter Coach für dich selbst und achte gut auf dich. Du bist es wert!

DIE YOGA-ASANAS

- Feueratmung (**siehe Seite 109**)
- Warm-up (Schulterkreisen, Handgelenksdehnung, Wirbelsäulenmobilisation und Katze/Kuh – **siehe vordere Innenklappe**)
- sechs bis acht Runden Sonnengruß (**siehe Seite 99 ff.**)
- Entspannungs-Flow (**siehe Seite 116 f**)
- Wechselatmung (**siehe Seite 109**)

SCHLAF

- Du weißt nun alles zum Thema Ernährung, was du wissen musst, um in Sachen Bauch(wohl)gefühl auf der sicheren Seite zu sein. Hier kommt noch ein kleiner, aber sehr wichtiger Tipp, um deinen Stoffwechsel gut auszubalancieren: Achte mal besonders in dieser Woche auf ausreichend Schlaf und beobachte, wie es dir damit – nicht nur gewichtsmäßig – geht. In Studien konnte belegt werden, dass Unausgeschlafene weniger abnahmen als die ausgeruhte Vergleichsgruppe. Zur Not kannst du auch tagsüber mal einen kurzen Powernap einlegen.

AFFIRMATION

- Ich bin wertvoll.

MEDITATION

- Achtsam stehen (**siehe Seite 107**)

ALLE ÜBUNGEN AUF EINEN BLICK

*vordere Innenklappe

GENUSSREZEPTE VON A BIS Z

BÜCHER, DIE WEITERHELFEN

Blech, Jörg
Heilen mit Bewegung
Fischer Taschenbuch Verlag

Kast, Bas
Der Ernährungskompass
C. Bertelsmann Verlag

Servan-Schreiber, David
Die neue Medizin der Emotionen
Goldmann Verlag

Gräfe und Unzer Verlag

Zylla, Amiena
Yoga mit der Faszienrolle – Mehr Beweglichkeit und Geschmeidigkeit (mit DVD)

Zylla, Amiena
Yoga Basics (mit DVD)

Riedl, Dr. med. Matthias; Cavelius, Anna
Das 20:80-Kochbuch für Berufstätige

Prof. Dr. Aloys Berg; Andrea Stensitzky; Prof. Dr. Daniel König
Cholesterin senken

Mosetter, Kurt; Simon, Wolfgang A.; Cavelius, Anna
Zucker – der heimliche Killer.

Wichtiger Hinweis

Die Gedanken, Methoden und Anregungen in diesem Buch stellen die Meinung bzw. Erfahrung der Verfasser dar. Sie wurden von den Autoren nach bestem Wissen erstellt und mit größtmöglicher Sorgfalt geprüft.
Sie bieten jedoch keinen Ersatz für persönlichen kompetenten medizinischen Rat. Jede Leserin, jeder Leser ist für das eigene Tun und Lassen auch weiterhin selbst verantwortlich. Weder Autoren noch Verlag können für eventuelle Nachteile oder Schäden, die aus den im Buch gegebenen praktischen Hinweisen resultieren, eine Haftung übernehmen.

ADRESSEN, DIE WEITERHELFEN

Amienas Studios

Amiena's Werkstatt
Yoga – Pilates – Faszien
Müllerstraße 33 (im Hinterhaus)
80337 München

Amiena's Werkstatt
Barre – Cross – MamiBaby
Maistraße 45
80337 München
Tel.: 089/51 71 76 40
E-Mail: info@amienaswerkstatt.de
www.amienaswerkstatt.de
www.facebook.com/amienaswerkstatt.de
www.instagram.com/amienaswerkstatt

Amiena persönlich

www.amienazylla.com
www.letyourbodysmile.com
www.youtube.com/amienazylla
www.facebook.com/zylla.amiena
www.facebook.com/faszienyoga
www.instagram.com/amienazylla

IMPRESSUM

Projektleitung: Petra Bradatsch
Lektorat: Anna Cavelius
Bildredaktion: Simone Hoffmann
Layout & Umschlaggestaltung: independent Medien-Design, Horst Moser, München
Herstellung: Martina Koralewska
Satz: Dorothee Griesbeck
Reproduktion: Medienprinzen, München
Druck und Bindung: Firmengruppe APPL, aprinta Druck, Wemding
Printed in Germany

ISBN 978-3-8338-6885-6

5. Auflage 2023

Die GU-Homepage finden Sie unter www.gu.de

GRÄFE UND UNZER

Ein Unternehmen der
GANSKE VERLAGSGRUPPE

Bildnachweis

Fotoproduktion: Johannes Rodach
Weitere Bilder: Adobe Stock: S. 20, 45, 119, 120, 121, 122, 123, 124; Getty: S. 25, 51, 111; Fotos mit Geschmack: S. 55, 56, 57, 58_1, 60, 62, 63, 65; Grossmann/Schürle: S. 38; i-Stock: S. 13, 22, 29, 30, 36, 47, 110; Olonetzky, Nicolas: S. 34; Rynio, Jörg: S. 53, 54, 58_2, 59_2, 61, 64; shutterstock: S. 42, 52; Schramke, Susanne: S. 10; StockFood: S. 48

Illustrationen: Jan Philipp Schwarz, www.schwarzmalerei.com: S. 15, 16, 18

Syndication: www.sesaons.agency

Ein großes Dankeschön für die Unterstützung der Fotoproduktion mit Outfits und Matten an: www.casall.com

Styling: www.susa-lichtenstein.de
Haare & Make-up: www.maria-tavridou.com

Umwelthinweis

Dieses Buch ist auf PEFC-zertifiziertem Papier aus nachhaltiger Waldwirtschaft gedruckt. Die GU-Homepage finden Sie unter www.gu.de

QUALITÄTS G|U GARANTIE

LIEBE LESERINNEN UND LESER,

wir wollen Ihnen mit diesem Buch Informationen und Anregungen geben, um Ihnen das Leben zu erleichtern oder Sie zu inspirieren, Neues auszuprobieren. Wir achten bei der Erstellung unserer Bücher auf Aktualität und stellen höchste Ansprüche an Inhalt und Gestaltung. Alle Anleitungen und Rezepte werden von unseren Autoren, jeweils Experten auf ihren Gebieten, gewissenhaft erstellt und von unseren Redakteur*innen mit größter Sorgfalt ausgewählt und geprüft.

Haben wir Ihre Erwartungen erfüllt? Sind Sie mit diesem Buch und seinen Inhalten zufrieden? Wir freuen uns auf Ihre Rückmeldung. Und wir freuen uns, wenn Sie diesen Titel weiterempfehlen, in Ihrem Freundeskreis oder bei Ihrem Online-Kauf.

Sollten wir Ihre Erwartungen so gar nicht erfüllt haben, tauschen wir Ihnen Ihr Buch jederzeit gegen ein gleichwertiges zum gleichen oder ähnlichen Thema um.

KONTAKT ZUM LESERSERVICE

GRÄFE UND UNZER VERLAG
Grillparzerstraße 12
81675 München
www.gu.de

www.facebook.com/gu.verlag

MEHR ENERGIE, MEHR WOHLBEFINDEN!

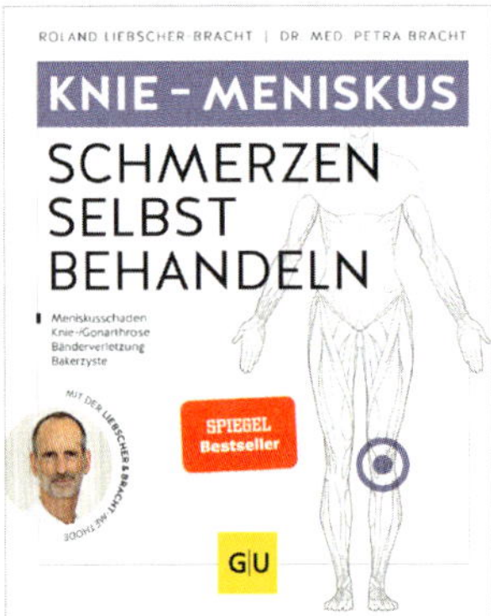

ISBN 978-3-8338-7250-1

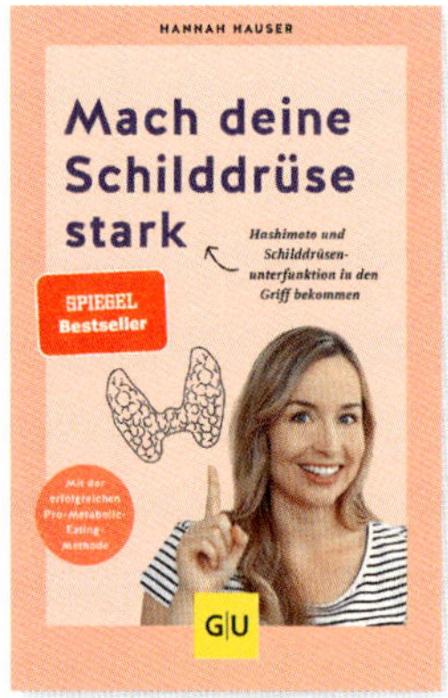

ISBN 978-3-8338-8608-9

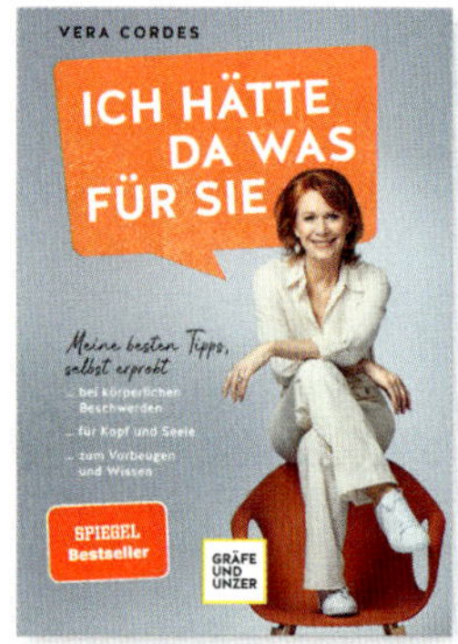

ISBN 978-3-8338-7972-2

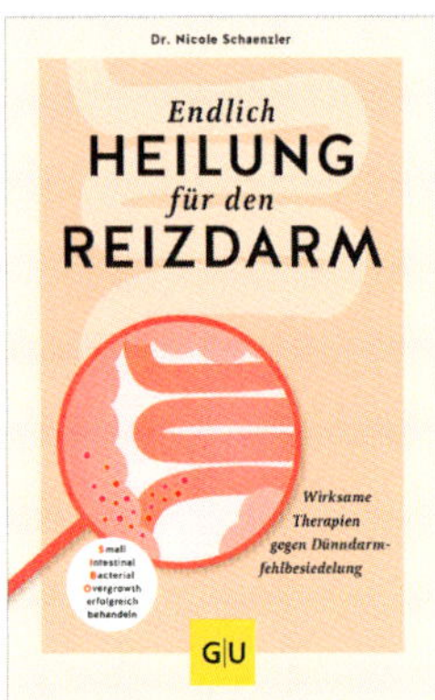

ISBN 978-3-8338-8607-2

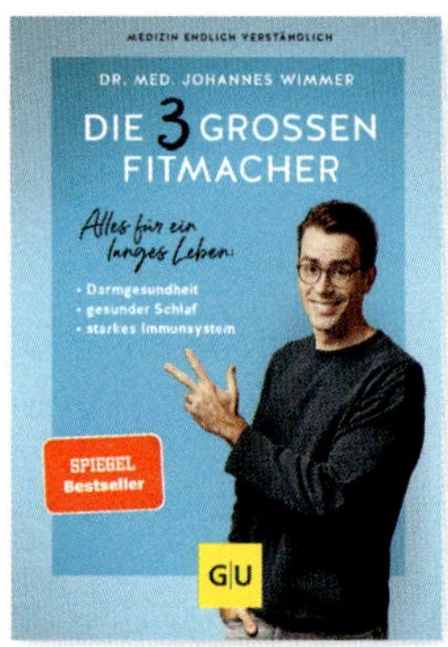

ISBN 978-3-8338-7873-2

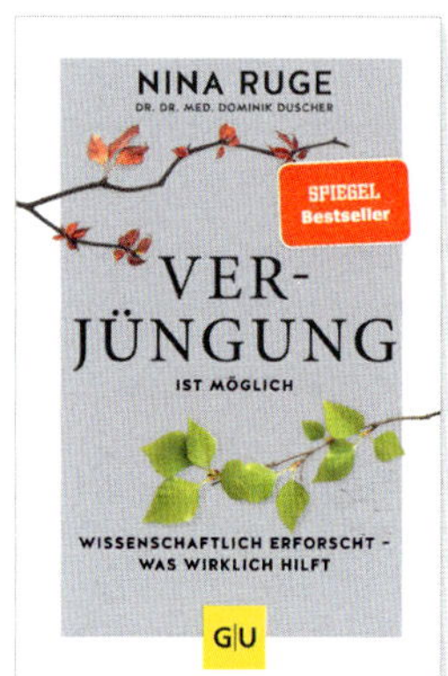

ISBN 978-3-8338-7956-2

e Alle hier vorgestellten Bücher sind auch als ebook erhältlich.

G|U

Mehr von GU auf **gu.de** | **gu.verlag** | **gu.verlag**